Mosaik
bei GOLDMANN

Buch

Heilfasten hilft bei Übergewicht, bei Erkrankungen der Haut und der Herzkranzgefäße, bei chronischen Kopfschmerzen, akuten Infektionen und vielem mehr.
Die hier vorgestellte, zehntägige Fastenkur führt zu einem gründlichen »Körper-Putz«, bei dem die Abwehrkraft gestärkt und der Organismus von Schadstoffen befreit wird. Darüber hinaus öffnet sie Wege zu einer psychischen Regeneration, zur inneren Sammlung und Bewußtseinserweiterung.

Autor

Rainer Wallbaum ist Kommunikationswissenschaftler. Die Schwerpunktthemen seiner schriftstellerischen Tätigkeit sind Ernährungs- und Gesundheitsfragen sowie Psychosomatik.

RAINER
WALLBAUM

Heilfasten mit Leib und Seele

Mosaik
bei GOLDMANN

Umwelthinweis:
Alle bedruckten Materialien dieses Taschenbuches
sind chlorfrei und umweltschonend.

Vollständige Taschenbuchausgabe August 1998
© 1998 Wilhelm Goldmann Verlag, München
in der Verlagsgruppe Bertelsmann GmbH
© 1989 Mosaik Verlag, München
Umschlaggestaltung: Design Team München
unter Verwendung folgender Fotos:
Umschlag: Schuster/Liaison
Umschlaginnenseiten: Design Team München
Illustrationen: Mascha Blömer
Druck: Elsnerdruck, Berlin
Verlagsnummer: 16119
Kö · Herstellung: Sebastian Strohmaier
Made in Germany
ISBN 3-442-16119-3

1 3 5 7 9 10 8 6 4 2

Inhalt

Konkrete Maßnahmen 71

Regelmäßige Darmentleerung 72

Einlauf – Salinische Darmberieslung – Glaubersalz –
Sauerkrautsaft und Buttermilch

Erweiterte Körperpflege 76

Trockenbürstenmassage – Warm- und Kaltdusche –
Körperpflege

Kreislaufstimulationen 79

Richtiges Aufstehen aus dem Liegen –
Gymnastik während des Aufstehens –
Gymnastik nach dem Aufstehen – Verhalten bei Müdigkeit

Ruhe und Bewegung 81

Ruhe – Bewegung

Gymnastik 83

Übungen für eine festere Brustmuskulatur –
Übungen für einen strafferen Bauch – Übungen für schlankere
Hüften – Übungen für einen festeren Po –
Übungen für schönere Beine

Bewußtes Atmen 88

Rhythmisches Atmen – Reinigungsatmen – Bauchatmen –
Entspannungsatmen

Naturheilkundliche Anwendungen 90

Leberwickel oder -packung – Trinken über den Durst –
Lauwarmes Vollbad – Ansteigendes Fußbad

Übungen für Seele und Geist 92

Einfache Entspannungsübungen – Übungen aus dem Yoga –
Übungen aus dem Autogenen Training – Geführte Meditation

Was bedeutet Heilfasten?

Die Popularität des Fastens

Fasten macht schlank, das ist unbestreitbar. Und Fasten dient, wenn man es richtig anstellt, der Gesundheit, auch daran läßt sich nicht deuteln. Eigentlich könnte sich bereits daraus seine stetig steigende Popularität erklären lassen:

▷ Schlankheit gilt schier unausrottbar als wesentliches Element des Schönheitsideals des abendländischen Kulturkreises einschließlich der Neuen Welt.

▷ Gesundheit – gleich viel ob als rein organische, psychische oder gar als ganzheitliche – ist heute sogar wieder zu einem der beherrschenden Ziele unseres Lebens geworden, das oft sogar als eine Art Sinnersatz herhalten muß. Damit aber nicht genug; zwei weitere Gesichtspunkte kommen hinzu, die das Fasten gleichsam als Vehikel des Zeitgeistes selbst erscheinen lassen:

▷ Im psychischen Bereich, so wird berichtet, entfaltet es heilsame Wirkungen, führt zu mehr Selbstbewußtsein und zur gleichsam selbsttätigen Bewältigung von allerlei Komplexen und verdrängten Problemen;

▷ obendrein ist es eine natürliche oder naturgemäße Methode; jedenfalls wird es so von namhaften Experten (Medizinern) angepriesen.

Mit diesem Gütesiegel »naturgemäß« paßt das Fasten in den allgemeinen Trend zu alternativen Lebens- und

Vorgehensweisen, in dem sich unser Unbehagen über die Auswirkungen eines ungehemmten technischen und technologischen Fortschritts ausdrückt. Fasten erscheint als plausible Alternative zu chemischen Appetitzüglern und stoffwechselbeschleunigenden »Turbopillen« bzw. zu den Gesundheit oder psychische Ausgeglichenheit versprechenden Präparaten der pharmazeutischen Industrie.

Es ist also wirklich kein Wunder, wenn eine so vielseitig wirksame, gut beleumundete und dazu noch kostengünstige Methode, Schlankheit, Gesundheit und mehr Lebensglück zu erlangen, sich stürmisch wachsender Beliebtheit erfreut – jedenfalls in der Theorie. Das nämlich ist das Eigenartige: Fast alle finden es gut, aber vergleichsweise wenige tun es. Woher kommt das? Gibt es da vielleicht einen Haken? Oder hat Fasten diese erstaunlichen Wirkungen, die ihm zugeschrieben werden, gar nicht?

Die Antwort lautet: Die Wirkungen des Fastens – vorausgesetzt, man macht es richtig und beachtet die Gegenanzeigen (vgl. Seite 64) – sind tatsächlich so vielschichtig und so erstaunlich wie allgemein behauptet und sorgen für seine theoretische Popularität.

Das Hindernis »praktische Durchführung«

Was seiner praktischen Popularität im Weg steht, ist die praktische Durchführung! Fasten ist ja keine Pille, die man nur zu schlucken braucht, und auch kein Trick, den man nur kennen muß, um in den Genuß der beschriebenen Wirkungen zu kommen.

Fasten ist konkretes Handeln
Und dieses Handeln ist
▷ hart, unbequem, langwierig
▷ in den ersten Tagen ein Full-time-Job
▷ schwer durchzuhalten, ein Kraftakt des Willens
▷ phasenweise Quälerei
▷ bittere Medizin
▷ voller lästiger Begleiterscheinungen und unbequemer Anforderungen
▷ für die Psyche ein Wechselbad
▷ für die Mitmenschen ein Ärgernis
▷ für Partnerschaften und Liebesbeziehungen die »Stunde der Wahrheit« – die sich über Tage und Wochen hinzieht
▷ für die Familie eine Notstandssituation
▷ und für den Fastenden, der es dennoch tut, die Konfrontation mit sich selbst

Diese Liste ist nicht gerade motivierend. Dabei ist sie nicht einmal eine Übertreibung, die womöglich vom Fasten abschrecken soll. Das kann schließlich nicht Sinn dieses Buches sein. Aber ebensowenig ist es sein Sinn, Sie als Leser mit Beteuerungen, wie kinderleicht und mühelos Fasten sei, zu diesem Schritt zu überreden. Ich halte sehr viel vom Fasten, und ich weiß aus eigener und fremder Erfahrung, daß man viel mehr dabei gewinnen kann als Schlankheit, gestärkte Gesundheit und mehr Selbstvertrauen. So bietet das Fasten – insbesondere das Heilfasten, wie es in diesem Buch beschrieben ist – eine reale Chance, den stupiden Kreislauf von Hunger nach Leben und Liebe, Jagd nach Kompensation (z. B. über Erfolg, Besitz, Essen), Frustration, noch größerem Hunger, noch hektischerer Jagd, noch gründlicherer Frustration und so fort – diesen wirklich stumpfsinnigen Kreislauf, der an unserer Lebenskraft zehrt, zu durchbrechen.

Gerade deshalb aber bin ich bestrebt, beide Seiten der Medaille Fasten darzustellen. Sich blauäugig, also ohne zu ahnen, was tatsächlich auf einen zukommt, in ein solches Unternehmen zu stürzen, heißt, sein Scheitern vorprogrammieren: Die Enttäuschung ist dann zwangsläufig, und in den allermeisten Fällen bricht man ab. Dann ist die Chance vertan – wahrscheinlich für lange Zeit.

Die andere Seite des Fastens

Es gibt allerdings, abgesehen von den erstaunlichen Wirkungen, auch eine erfreuliche Seite der praktischen Durchführung des Fastens: Fast jeder Punkt meiner Negativliste wandelt sich während des Fastenvorgangs von selbst; er trägt sein Gegenteil bereits in sich. (Das wird in späteren Kapiteln im einzelnen deutlich werden.)

Allgemein läßt sich sagen, daß die Zeit des Fastens

▷ angefüllt ist mit intensiven Erlebnissen und überraschenden (positiven) Erfahrungen

▷ ein starkes Element sinnlichen Erlebens enthält und wachsende Intimität mit dem eigenen Körper vermittelt

▷ Schritte der Annäherung an die eigene Person beinhaltet, vor allem an das, was ihr eigentlicher Kern ist

▷ tiefgehende Erfolgserlebnisse, Phasen von Hochstimmung und Augenblicke überraschender Einsicht und Erkenntnis beschert

Die Zeit des Fastens ist wie Leben in einer geschützten Nische, das vieles zuläßt, was uns sonst kaum möglich ist: sich fallen lassen, ganz zur Ruhe kommen, sich anvertrauen, sich dem inneren Geschehen hingeben und sich selbst ganz wichtig nehmen, wichtiger als alles andere.

Jedenfalls *kann* die Zeit des Fastens dies alles beinhalten. Voraussetzung dafür ist die richtige Einstellung und das Wissen darum, daß Fasten auch noch eine andere Seite hat, nämlich die harte, unbequeme.

Um die erwähnte richtige Einstellung zum Fasten gewinnen zu können, ist es erforderlich, genaue und nüchterne Vorstellungen davon zu haben, was das Wesen des Fastens eigentlich ausmacht. Dazu gehört auch die Überprüfung seines Gütesiegels »Naturgemäßheit«.

Ist Fasten naturgemäß?

Da sich gegenüber den Erzeugnissen der pharmazeutischen Industrie in uns ein tiefsitzendes – allerdings recht verschwommenes – Mißtrauen eingenistet hat, räumen wir allem, was aus der Natur kommt oder als »naturgemäß« eingestuft werden kann, einen Vertrauensbonus ein. (Inwieweit das sachlich gerechtfertigt ist, soll hier dahingestellt bleiben.)

Diese gefühlsmäßige Hinwendung zu allem Natürlichen ist jedenfalls angesprochen, wenn uns in der öffentlichen Diskussion das Fasten mit dem Hinweis auf seine Naturgemäßheit schmackhaft gemacht werden soll. Fasten – so wird argumentiert – sei ein ganz natürlicher Bestandteil des menschlichen, ja sogar des tierischen Lebens; tags esse der Mensch, nachts faste er; und auch wenn er krank sei, habe er keinen Appetit und lehne feste Nahrung ab (zumindest Kinder täten das, die noch ein natürliches Empfinden, einen Instinkt dafür hätten, was ihnen guttut). Genauso verhalte sich das Tier: Wenn es krank sei, nehme es keine Nahrung zu sich bzw. verweigere das Fressen, faste also instinktiv, aus einem natürlichen Bedürfnis heraus.

Zwar sind die Aussagen dieser Argumentation durchaus richtig und lassen sich jederzeit belegen, nur – mit *Fasten* haben sie nichts zu tun. Sie beziehen sich auf *Nichtessen*, und Nichtessen ist noch keineswegs Fasten!

Fasten als bewußte Entscheidung

Fasten beinhaltet eine *bewußte* Entscheidung gegen die (vorhandene!) Möglichkeit, etwas zu essen, und gegen das Bedürfnis, etwas zu essen.

Wer Fasten einfach als das Gegenteil – oder den anderen Pol – von Essen (bzw. Fressen) verstehen will, verkennt oder verleugnet das Wesen des Fastens und reduziert es auf seinen äußerlichsten und oberflächlichsten Aspekt. Dabei geht gerade das verloren, was es zu einer menschlichen – und das heißt immer auch: zu einer kulturellen – Handlung oder Verhaltensweise macht: die Dimension des *Bewußtseins*, der bewußten Willensentscheidung.

Unter diesem Blickwinkel ist es einfach unsinnig, die Essenspause nachts, während der Zeit des Schlafens, als Fasten zu bezeichnen: Wer schläft, *kann* nicht essen, er hat keine Möglichkeit, sich dafür oder dagegen zu entscheiden. Dieses Nichtessen ist also durchaus kein bewußter Willensakt, es ist eine simple Notwendigkeit.

Ähnlich verhält es sich mit der Ablehnung fester Nahrung im Krankheitsfall aus Appetitlosigkeit. Diese Appetitlosigkeit ist Folge hormonaler Steuerungsmechanismen, ist eine Schutzmaßnahme des Organismus, das Individuum am Essen zu hindern, um von der Verdauungsarbeit freigestellt zu werden.

Die Wirksamkeit dieser Maßnahme nicht gewaltsam

zu verhindern (etwa, indem man sich zwingt, etwas zu essen), sondern zuzulassen, ist zwar vernünftig, bedeutet jedoch keineswegs eine bewußte Entscheidung *gegen* ein Bedürfnis des Organismus. Im Gegenteil, man befriedigt ja sein Bedürfnis, Nahrungsaufnahme zu vermeiden! Und auch wer aus irgendeiner psychischen Erregung heraus (Kummer, Ärger, Abscheu, Gram und ähnliches) »keinen Bissen herunterkriegt« und deshalb nichts ißt, der fastet nicht, selbst wenn er dabei bis zum Skelett abmagert. Auch dieses Nichtessen wird von physiologischen Regelmechanismen des Organismus bewirkt und nicht vom bewußten Willen des Individuums. Zum Fasten gehört die bewußte Willensentscheidung unabdingbar dazu.

Deshalb ist auch der Hinweis darauf, daß Tiere dieselben Verhaltensweisen zeigen, nämlich Nichtessen bei Krankheit und psychischer Erregung, kein Argument für die Naturgemäßheit des Fastens: Ein Tier kann nicht fasten, das kann nur der Mensch; nur ihm eignet die Dimension des Bewußtseins, die Nichtessen zum Fasten werden lassen kann.

Von der Natur des Menschen

Ist Fasten in Wirklichkeit also gar nichts Naturgemäßes, sondern im Gegenteil etwas höchst Widernatürliches? Wenn man unter Natur das nur Kreatürliche, Animalische versteht, also Pflanzen, Tiere, Mineralien, Landschaft sowie die rein biologischen Abläufe in unseren Organismen, dann muß diese Frage eindeutig mit ja beantwortet werden. Fasten ist tatsächlich eine Verhaltensweise, ein Handeln, das sich *gegen* die Natur, *gegen* das natürliche Verlangen des Organismus nach Nahrung richtet.

Allerdings bestehen wir Menschen nicht nur aus unserem Organismus und dessen physiologischen Bedürfnissen; sie sind nur *eine* Ebene unserer Natur. Die Natur des Menschen umfaßt zusätzlich die Psyche, den Geist und die Ebene seiner sozialen Beziehungen. Und daß in dieser vielschichtigen menschlichen Natur die körperlich-materielle oder physiologische Ebene durchaus nicht die beherrschende ist, dafür liefern sowohl Alltagserfahrung als auch psychosomatische Medizin zahlreiche Belege. Das beherrschende Element im Zusammenspiel von Körper, Seele, Geist und sozialer Bezogenheit ist das *Bewußtsein*: In der Natur des Menschen gewinnt das Bewußtsein überragende Bedeutung.

Diesem Merkmal der Natur des Menschen nun ist das Fasten durchaus gemäß: Fasten ist ein Verhalten, mit dem wir uns in planvoller, zielgerichteter Weise über das Bedürfnis des Organismus, Nahrung aufzunehmen, hinwegsetzen.

Die Rolle der inneren Haltung

Manche werden diese Differenzierungen für Haarspalterei halten: Ist denn das so wichtig? Ist es in irgendeiner Weise für den praktischen Erfolg eines Fastenvorhabens von Bedeutung, ob man dessen Naturgemäßheit nun so oder so, angeblich richtig oder falsch versteht? – Ja. Jedenfalls weisen die praktischen Erfahrungen darauf hin. Fasten – insbesondere Heilfasten – ist ein viel zu komplexer Vorgang, also nicht nur ein Handeln, als daß es gleichgültig sein könnte, mit welchem Verständnis man an ihn herangeht. Das Verständnis von einer Sache wirkt sich auf die Einstellung, die innere Haltung ihr gegenüber aus, und die wiederum ist in den meisten Fällen ausschlaggebend für Erfolg und Nichterfolg.

Falsche Vorstellungen vom Fasten bewirken zwangsläufig eine innere Haltung, die am Wesen des gesamten Unternehmens vorbeigeht: Die Verweise auf Natürlichkeit, Tierreich und Fasten im Schlaf spielen auf gefühlsmäßige Assoziationen bei uns an, die ein naives Vertrauen in dieses Unterfangen provozieren, die uns Glauben machen wollen, es werde von Mutter Natur höchstpersönlich praktiziert, funktioniere wie von selbst (im Schlaf!), und man könne gar nichts falsch machen dabei, denn selbst die Tiere machen es richtig!

So wichtig und so gerechtfertigt (siehe Seite 18) ein grundsätzliches Vertrauen in die positiven Kräfte der eigenen Natur ist, so verhängnisvoll kann es sich auswirken, wenn dieses Vertrauen in falschen Vorstellungen und – daraus resultierend – einer unangemessenen, der Wirklichkeit nicht gerecht werdenden inneren Haltung begründet liegt. Damit nämlich ist die Enttäuschung dieses Vertrauens bereits vorprogrammiert: Fasten geht durchaus nicht wie im Schlaf, und man kann sehr vieles, ja alles falsch machen dabei. Die Enttäuschung hat dann genau die Unsicherheiten und Ängste zur Folge, die vermieden werden sollten.

Unterschwellige Bedenken

Mit der Vorstellung, Fasten sei »das Natürlichste von der Welt«, sollen Bedenken oder gar Ängste ausgeräumt werden, Fasten könne dem Organismus schaden, Mangelerscheinungen oder allgemeine Schwächung hervorrufen. Der Satz »Iß, damit du groß und stark wirst« klingt wahrscheinlich vielen von uns, die Zeiten echten Mangels erlebt haben, auf ewig in der Seele nach. Und des-

halb wird Nicht-Essen häufig mit Sich-Schwächen assoziiert und erzeugt dann – verständlicherweise – Widerstand und Mißtrauen gegen die Botschaft, Nichtessen sei
gesund und mache stark. Mit Widerständen in der Seele
aber läßt sich schlecht fasten, also müssen sie abgebaut
werden. Nur sind es hier die falschen Mittel, mit denen
das versucht wird, und ihre Nebenwirkungen schmälern
oder verhindern sogar den praktischen Erfolg des ganzen
Vorhabens.

»Nebenbei« fasten?

Wenn man das Fasten als »eigentlich nichts Besonderes«
ansieht, als etwas, das ohnehin Nacht für Nacht geschieht, dann gibt es auch keinen Grund, ihm innerlich
anders zu begegnen als allem übrigen, es anderen Maxi-
men zu unterwerfen, als denen, die üblicherweise unseren Alltag bestimmen. Der nun ist beherrscht vom Vor-
wärtsstreben, Erzwingen-Wollen, von der Jagd nach Erfolg, Anerkennung, Beliebtheit, getragen vom Gefühl des
Nichts-entgehen-lassen-Dürfens, einem manchmal ver-
zweifelt anmutenden Bemühen um hautnahes Erleben,
wahllos und gierig. »Alles auf einmal, und zwar sofort!«
so formuliert es ein Schlagerrefrain und trifft damit
tatsächlich ins Schwarze. Die Konsequenz daraus ist das
Grundmuster des »Nebenbei«. Wenn möglichst viele
Dinge (Handlungen, Erlebnisse, Genüsse etc.) gleichzeitig und nebeneinander »erledigt« werden sollen oder
müssen, kann nichts mit voller Aufmerksamkeit, mit
voller Hingabe geschehen. Alles geschieht nur nebenbei,
unter anderem, auch das, was angeblich im Vordergrund
steht. Verweilen ist bei dieser Haltung nicht erlaubt und
auch nicht möglich.

  In dieses Verhaltensmuster das Fasten eingliedern zu

wollen, es also nur so nebenbei betreiben zu wollen, ist von vornherein zum Scheitern verurteilt. Was allenfalls nebenbei ginge, wäre das Nichtessen, also einfach das Weglassen fester Nahrung. Aber das ist – selbst wenn es auf einer bewußten Willensentscheidung beruht – noch kein Fasten. Fasten ist tatsächlich untrennbar mit einer inneren Haltung verknüpft, die sich von der eben skizzierten grundlegend unterscheidet.

Wie diese innere Haltung aussieht, was sie beinhaltet und wie sie sich nach außen hin zeigt, wird klar an der eigentlichen Bedeutung des Wortes »fasten«.

In seiner sachlich-nüchternen, engsten Bedeutung heißt fasten: aus freiem Willen über längere Zeit (Tage oder Wochen) keine feste Nahrung zu sich nehmen. Allerdings ist das ein sehr oberflächliches Verständnis des Wortes.

Hier erscheint Fasten tatsächlich als das bloße Gegenteil von Essen, als Nichtessen also oder freiwilliges Hungern und außerdem – bis auf den Entschluß, der ja eine Sache des Bewußtseins ist – als ausschließlich physiologische Angelegenheit.

Geht man der Entstehung des Wortes jedoch nach, wird deutlich, daß in dieser nüchternen Definition (die eben auch das landläufige Verständnis von Fasten prägt) ganz wesentliche Elemente des Vorgangs und der Handlungsweise »Fasten« verlorengegangen sind.

Fasten kommt vom gotischen Wort *fastan* und hatte eine doppelgesichtige, zweiseitige Bedeutung: Es hieß »halten«, und zwar einerseits im Sinne von »festhalten« und andererseits im Sinne von »anhalten«, »Halt machen«, »innehalten«.

Im konkreten Fasten, so wie es durch die Jahrtausende in den verschiedensten Kulturepochen verstanden und

praktiziert wurde, ist ebenfalls diese zweiseitige Aus-
richtung enthalten:

▷ einerseits das bewußte und strenge Festhalten an bestimmten Regeln, was bedeutet, daß Fasten ein planvol-
les Handeln ist, also eine innere Haltung der Aktivität,
und Konsequenz erfordert;

▷ andererseits das Innehalten, die innere Einkehr, also
Abkehr von der Betriebsamkeit, Unterbrechung der üblichen Lebensführung, Abkehr vom Alltag und Hinwendung zu sich selbst.

Daß Derartiges nicht nebenbei geht, ist einleuch-
tend.

Loslassen und Sich-Einlassen

Ein so komplexes Unternehmen läßt sich nur in die Tat
umsetzen, wenn man es bewußt in der entsprechenden
inneren Haltung angeht. Alles, was dabei getan werden
muß und was dabei geschieht (und mit dem man irgendwie zurechtkommen muß, äußerlich und innerlich!), ist
konkreter Ausdruck einer bestimmten Einstellung, eben
einer inneren Haltung. Sie ist gleichsam das Motto, das
über dem ganzen Unternehmen steht, ihm seine Richtung und seinen Rahmen gibt. Das Motto des Fastens, die
Fasten-Haltung ist – ebenso wie die Wortbedeutung –
doppelgesichtig und läßt sich am treffendsten als »Loslassen« und »Sich-Einlassen« bezeichnen:

▷ *Loslassen* von der bisher üblichen Lebensführung,
vom Alltag, von den Gewohnheiten, den Verpflichtungen, den (angeblichen) Erfordernissen – natürlich auch
vom Essen und den damit verbundenen Genüssen! Loslassen aber auch vom andauernden Machen-Wollen,
Vorwärtsdrängen sowie von der Jagd nach Ablenkung,
Stimulanz und schnellstmöglicher Befriedigung.

23

▷ *Sich-Einlassen* auf die Ausnahmesituation Fasten, auf die Regeln, die dort herrschen, die Notwendigkeiten, auf die zu machenden Erfahrungen, auf die Herausforderungen und Anforderungen, die Impulse und auch auf die dort wirksam werdenden Kräfte.

Pauschal kann man sagen, die besondere und einzig angemessene Fasten-Haltung besteht im

▷ Loslassen vom Alltag und gleichzeitigen
▷ Sich-Einlassen auf die Fastensituation.

Die Fasten-Haltung als das eigentlich Schwierige

Beide Seiten dieser inneren Haltung stellen uns Heutige vor erhebliche Schwierigkeiten. Sie erfordern Fähigkeiten, die uns ziemlich gründlich abhanden gekommen sind. Wirklich loslassen – wer kann das schon? Ein ganzer Dienstleistungsbereich wächst und gedeiht einzig aufgrund des Versprechens, uns das innerliche Loslassen zu lehren. Um nichts anderes nämlich geht es zunächst einmal in den zahllosen Entspannungs-, Selbsterfahrungs- und Meditationskursen, die sich stetig wachsenden Zulaufs erfreuen.

Fasten verlangt aber genau das von uns. Ohne tatsächliches Loslassen von all den eingeschliffenen Verhaltensweisen und den als erstrebenswert propagierten Zielsetzungen unserer modernen Zivilisation gelingt kein ernsthaftes Fasten, sondern allenfalls eine profane Hungerkur. Fasten verlangt das Loslassen jedoch nicht nur, es fördert es auch. Die körperlichen und seelischen Vorgänge während des Fastens stellen selbst eine Art Loslassen dar, das dann der Fastende nur noch zu unterstützen braucht. Und dafür stehen bewährte Methoden zur Verfügung, die jeder praktizieren kann.

Auch das Sich-Einlassen fällt uns normalerweise

schwer; nicht zuletzt deshalb, weil es dem »Nebenbei«, der raschen Erledigung möglichst vieler Dinge gleichzeitig widerspricht. »Alles auf einmal« ist unmöglich, wenn man sich auf eine Sache wirklich einlassen will. Denn sich einlassen, heißt, sich konzentrieren, zur Ruhe kommen, innerlich verweilen. Und genau das ist beim Fasten ebenfalls verlangt.

Loslassen allein reicht nicht. Man muß sich gleichzeitig ganz bewußt einlassen auf die Ausnahmesituation Fasten samt ihren Erfordernissen – die sehr viel weiter reichen als bis zum bloßen Verzicht auf feste Nahrung. Fasten heißt eben auch, sich an etwas halten, und das beinhaltet Konsequenz und Disziplin. Allerdings haben beide nichts mit Zwanghaftigkeit oder Verbissenheit zu tun. Gemeint sind vielmehr eine gelassene Konsequenz und Disziplin, die einfach darin bestehen, daß man sich der ungewöhnlichen Situation und ihren Gegebenheiten überantwortet: mit Leib und Seele, also ganz. Das ist sicher nicht leicht. Aber das Fasten bewirkt Vorgänge, die so augenfällig und auch so überraschend sind, daß sie unsere volle Aufmerksamkeit auf sich ziehen, wenn wir uns nicht mit Gewalt dagegen wehren.

Die vier Dimensionen des Fastens

Bereits aus dem, was bisher über das Fasten gesagt wurde, geht deutlich hervor, daß es nicht ausschließlich eine Angelegenheit des Körpers und Organismus sein kann. Es erschöpft sich ja keineswegs darin, daß wir eine Zeitlang auf feste Nahrung verzichten und unser Organismus sich darauf einstellen muß. An dieser körperlich-materiellen Dimension macht sich zwar das ganze Unternehmen fest, sie ist aber keineswegs die einzige und – genaugenommen – nicht einmal die beherrschende.

Fasten ist ein Vorgang (ein Handeln und ein Geschehen), der den ganzen Menschen einbezieht, in allen Bereichen und auf allen Ebenen (Dimensionen) unserer Persönlichkeit: der körperlichen, psychischen, geistigen (spirituellen) und sozialen.

Es geht eben nicht nur – man kann das gar nicht oft genug ins Bewußtsein rücken! – um den Verzicht auf Essen, sondern auch um den Verzicht auf Ablenkung und Stimulanz (psychische Ebene) und ebenso um einen vorübergehenden Rückzug vom Bekanntenkreis (soziale Ebene) zugunsten einer konzentrierten Hinwendung zu und des Verweilens bei sich selbst.

Daß nichts, was mit uns geschieht, sich ausschließlich auf einer Ebene – etwa der körperlichen – abspielt, wird ja nicht nur in solch außergewöhnlichen Situationen wie der des Fastens erfahrbar, sondern in jeder Minute unseres täglichen Lebens. Im konkreten Leben – gleichviel ob Alltag oder Ausnahmesituation – stehen wir immer als ganze Person, als ganzer Mensch, mit allem, was uns ausmacht. Nichts bewegt uns ausschließlich als funktionierende Organismen oder ausschließlich als Seelenwesen, als denkende Gehirne oder Träger sozialer Funktionen. Konkret sind wir immer und überall alles gleichzeitig: Körper, Seele, Geist und soziales Wesen.

Wechselwirkungen der verschiedenen Dimensionen

Die vier verschiedenen Ebenen oder Dimensionen unserer Persönlichkeit sind eng miteinander verknüpft und voneinander abhängig, stehen also in Wechselwirkung zueinander. Das hat jeder von uns bereits unzählige Male zu spüren bekommen. Am Phänomen Gesundheit, das mit dem Heilfasten inhaltlich deutlich verbunden ist, wird das besonders augenfällig: Wenn der Organismus erkrankt, fühlen wir uns nicht wohl (psychische Ebene) und verhalten uns gegenüber der sozialen Umwelt, gegenüber unseren Mitmenschen anders, als wenn alles in Ordnung wäre. Und auch diese soziale Umwelt begegnet uns anders als sonst. Umgekehrt legen sich uns Störungen im zwischenmenschlichen Bereich (soziale Ebene) »aufs Gemüt« (psychische Ebene) und können sogar »auf den Magen schlagen« (körperlich-materielle Ebene).

Die Psychosomatik liefert seit Jahrzehnten immer neue und eindrucksvollere Beweise dafür, wie vielschichtig psychische oder soziale Gegebenheiten mit organischen Krankheitssymptomen verquickt sind. Dennoch verdrängen wir diese Zusammenhänge meist aus unserem Bewußtsein oder schenken ihnen zumindest keine Beachtung. Wahrscheinlich passen sie nicht so gut in unsere Vorstellung von Ordnung und Überblick, von Organisation und Planung; denn sie sind trotz intensiver Forschung in diesem Bereich letztlich undurchschaubar geblieben. Undurchschaubares, nicht Kalkulierbares aber macht uns Angst. Und so versuchen wir hartnäckig, jedenfalls in unserer praktischen Lebensführung, so zu tun, als käme es jeweils nur auf eine Ebene an. Das Fasten erklären wir deshalb zur Angelegenheit des Körpers, die Depression oder die Hochstimmung zu einer der Seele, und die Verabredung mit Freunden weisen wir der Ebene der sozialen Kontakte zu.

Wer wirklich glaubt, diese säuberliche Trennung ließe sich in der Realität durchhalten, wird unliebsame Überraschungen erleben, die ihm das Fasten durchaus verleiden können. Das wäre schade, denn dann bliebe die ungeheure Chance, die im Fasten liegt – nämlich sich und das Leben in seiner Ganzheitlichkeit zu erfahren – ungenutzt.

Das meint Fasten wirklich

Fasten ist also – das sollten meine langen Erläuterungen deutlich machen – ein Handeln und ein Geschehen, das den ganzen Menschen einbezieht, das sich auf allen Ebenen der Person äußert und Wirkung zeigt. Fasten beinhaltet:

▷ den bewußten und freiwilligen Verzicht auf feste Nahrung

▷ die Abkehr vom Alltag und den (vorübergehenden) Rückzug vom sozialen Umfeld

▷ das innerliche Loslassen von den gewohnten Zielsetzungen und den üblicherweise eingefleischten Verhaltensmustern

▷ die Hinwendung zur eigenen Person sowohl auf der körperlichen wie auch auf der psychisch-geistigen Ebene

▷ das Sich-Einlassen auf die Regeln und Gesetzmäßigkeiten der Fastensituation und

▷ das Zulassen und Unterstützen der ungewöhnlichen Vorgänge in Körper, Seele und geistigem (spirituellem) Bereich

Das Besondere am Heilfasten

Heilung ist das Ziel

Nun handelt dieses Buch allerdings nicht einfach vom Fasten, sondern ausdrücklich vom Heilfasten. Was ist der Unterschied?

Jedes Fasten, das so verstanden und praktiziert wird wie im Vorangegangenen beschrieben, ist Heilfasten. Denn es dient ganz eindeutig – und gleichsam automatisch – der Heilung, Gesundung, dem Heiler-Werden der ganzen Person. In der Bezeichnung Heilfasten wird dieser Zweck noch einmal ausdrücklich ins Bewußtsein gehoben. Das ist eigentlich der ganze Unterschied.

Bei dem vorliegenden Buch kommt noch ein weiterer Aspekt hinzu: In jüngster Zeit wurde eine Fülle von Spezialformen des Fastens entwickelt (zum Teil auf weltanschaulicher Grundlage) und populär gemacht, die bestimmte Nahrungsmittel (etwa Reis, Obst etc.) als Fastenkost zulassen bzw. sogar vorschreiben. Heilfasten im Sinne dieses Buches läßt dagegen überhaupt keine feste Nahrung zu. Es ist totales Fasten und ähnelt darin jener Art des Heilfastens, das von der Naturheilkunde als sehr wirksame Sofortmaßnahme gegen allerlei körperliche Erkrankungen wie beispielsweise Erkältungen eingesetzt wird.

Heilfasten ist die konsequenteste und wirksamste Form des Fastens. Seine Wirkungen zielen alle in Richtung Gesundheit, und zwar auf eine »ganzheitlich« verstandene. Unsere Gesundheit wird ja genau wie das Fasten nicht allein von den Vorgängen in unserem Organismus bestimmt, sondern ebenso von denen in der Seele und im sozialen Beziehungsgeflecht. Genaugenommen kommt dazu noch eine vierte Dimension, die bisher weitgehend unberücksichtigt blieb: die Geistigkeit des Menschen, seine Spiritualität.

Heilfasten ist kein Heilsweg

Mit der Bezeichnung Heilfasten ist auch diese geistige (spirituelle) Dimension angesprochen. Gemeint ist damit diejenige Ebene unserer Existenz, über die wir mit der Transzendenz, dem Ganzen, der Ganzheit, Gott – oder wie immer man das nennen will – verbunden sind. Diese Ebene ist weder unserer Vorstellungskraft noch unseren Sinnen direkt zugänglich und dennoch unzweifelhaft vorhanden. Ihre Existenz bewirkt zum Beispiel die tief in uns verwurzelte Sehnsucht nach Erkenntnis und nach Einssein mit dem Ganzen – dem »Heil«. Auch auf dieser Ebene können wir verletzt werden, treten Störungen auf, und auch von dort her können wir erkranken.

Eine solche Störung auf der geistigen Ebene ist zum Beispiel der Verlust des Glaubens an den Sinn des Lebens, der Gewißheit, daß unser Leben, unsere Existenz, unser Tun und Lassen irgendeinen, wenn auch verborgenen Sinn haben. Die meisten von uns haben mit dieser Problematik zu kämpfen, auch wenn wir das so weit wie möglich aus unserem Bewußtsein verdrängen. Aber das hilft uns wenig, denn diese Störung bringt auf den verschiedensten (Um)Wegen immer wieder unsere *ganze* Gesundheit aus dem Gleichgewicht. Das äußert sich sowohl in psychischen Erkrankungen wie auch in Verhaltensstörungen und organischen Krankheiten. Auch dafür liefert die psychosomatische Medizin reichhaltiges Belegmaterial.

Heilung in diesem umfassenden Sinn – als Heil-Werden, Ganz- oder Vollkommen-Werden – läßt sich natürlich nicht über eine Fastenkur erreichen. Das ist auch gar nicht ihr Ziel. Heilfasten ist kein Heilsweg! Es kann jedoch, wenn man es in der richtigen Form und der richtigen inneren Haltung durchführt, ein Schritt in diese Richtung sein. Zumindest aber kann es dazu beitragen, diesen Bereich unseres Lebens, die geistige (spirituelle) Ebene, aus der Verdrängung ins Bewußtsein zurückzuholen. Schon das allein hat heilsame Wirkung und kann uns den Zugang zu Kräften ermöglichen, von denen wir heute normalerweise völlig abgeschnitten sind (siehe Seite 157).

Selbständiges Heilfasten – klinisches Heilfasten

Dieses Buch handelt vom selbständigen Heilfasten, also einem Unternehmen, das Sie allein und zu Hause durchführen können.

In der Fachwelt und der einschlägigen Literatur ist die Bezeichnung Heilfasten meist dem Fasten in einer speziellen Fastenklinik unter ständiger ärztlicher Kontrolle und Betreuung vorbehalten. Alles, was man selbständig und zu Hause durchführen kann, wird als Vorbeugefasten, Kurzfasten oder einfach als Fasten bezeichnet. Durch diese Unterscheidung geraten jedoch Heilung, Gesundung und Gesundheit – zumindest verbal – zu sehr in die Zuständigkeit der Fachleute. Diese Zuständigkeit liegt jedoch eindeutig beim einzelnen selbst.

Fachleute (Ärzte) und Kliniken sind dann zuständig, wenn bei akutem oder chronischem Krankheitsbild das Fasten als *gezielte Therapie* eingesetzt werden soll. Dann allerdings ist ein Aufenthalt in einer speziellen Fastenklinik oder zumindest eine ständige ambulante Betreuung durch einen erfahrenen Arzt unbedingt erforderlich.

Therapie und Heilung sind jedoch nicht dasselbe. Therapie bedeutet Hilfestellung oder helfendes Begleiten. Heilung dagegen ist der Prozeß, der sich im Erkrankten selbst abspielt, der unterstützt und gelenkt (oder behindert), aber niemals von außen »gemacht« werden kann. Der weitaus größte Teil aller Heilungsprozesse verläuft ohne Therapie, ohne helfende Begleitung durch einen Arzt. Damit ich nicht falsch verstanden werde: Natürlich ist ärztliche Hilfe in vielen Fällen unabdingbar. Die Heilung ernsthafter Erkrankungen braucht eine fachkundige Therapie durch kompetente, autorisierte »Heilkundige« (Mediziner bedeutet wörtlich: der das rechte Maß kennt); die eigentliche Verantwortung für Gesundheit und Heilung jedoch liegt beim einzelnen; nur er verfügt über die wirklichen Heilungskräfte. Fasten, das so durchgeführt wird, wie in diesem Buch beschrieben, zielt ganz von selbst auf Heilung, ist also Heilfasten. Dem einzelnen bietet es eine gute Gelegenheit und eine sehr wirksame Methode, die Verantwortung für seine Gesundheit selbständig und konkret wahrzunehmen.

Auswirkungen

Heilfasten wirkt auf die ganze Person des Fastenden, auf seinen Körper, seine Seele (Psyche plus geistiger Bereich) und – auf dem Umweg über die Psyche – auf den Bereich der zwischenmenschlichen Beziehungen.

Körper und Organismus

Verjüngungskur für die äußere Erscheinung

Während des Heilfastens ernährt sich der Organismus aus den körpereigenen Vorräten. Das sind in der Hauptsache Fettdepots, also der Speck, den wir am Leib tragen. Er wird abgebaut und aufgebraucht; er muß die Energie liefern, die der Organismus ja trotz des Fastens für seine Lebensvorgänge, für Arbeitsleistung und ständige Erneuerung benötigt.

Das führt zu deutlicher und rascher Gewichtsabnahme und zum sichtbaren Abspecken, also zu einer schlankeren Figur. Hinzu kommt, daß sich aufgrund von Entschlackung und Entwässerung gleichzeitig Haut und Bindegewebe straffen. Heilfasten wirkt also vom ästhetischen Gesichtspunkt her wie eine Verjüngungskur.

Dieser Effekt, Schlankheit und jugendfrisches Aussehen, ist sicher auch das häufigste und ausschlaggebende Motiv, sich auf das Heilfasten einzulassen – und durchaus legitim; sogar von zwei Seiten her gesehen: Einerseits nämlich ist Übergewicht (übermäßiges Depotfett) tatsächlich ein Problem körperlicher Gesundheit. Es belastet den Organismus, behindert manche Organe in ihrer Tätigkeit, sorgt für Störungen, bindet Schadstoffe aus der Umwelt und dergleichen mehr. Andererseits belastet es aber auch – jedenfalls solange unser Schönheitsideal eine gertenschlanke Figur vorschreibt – die psychische Gesundheit, beeinträchtigt das Selbstbewußtsein und die Lebensfreude und führt sehr oft zum Konsum von »Tröstern« (Essen und Trinken), die das Problem verstärken. Oder man greift zu medikamentösen Schlankheitskuren von zweifelhaftem Erfolg und garantierter Schädigung der Organe. Heilfasten dagegen bringt garantierten Erfolg und stärkt die körperliche Gesundheit, statt sie zu schädigen – vorausgesetzt allerdings, man macht es richtig.

Aber auch hier gilt, daß Heilfasten sich nicht nur auf das angestrebte Ergebnis – eine schlanke Figur und ein straffes Gewebe – beschränkt, sondern die ganze Person erfaßt, Leib und Seele. Darauf muß man vorbereitet sein, und darauf muß man sich einlassen, auch wenn man eigentlich nur ein bißchen schlanker werden will.

Regeneration des Organismus

Heilfasten animiert den Organismus, sich zu entgiften, zu entschlacken, sich Schritt für Schritt von allem zu befreien, was ihn in seinen Lebensvorgängen behindert, ihn belastet – was eben Ballast ist. Dazu zählt auch das Fett, das äußerlich nicht sichtbar ist, das aber um die und in den Organen lagert. In diesen inneren Fettdepots sitzen allerlei Umweltgifte, die nun wieder freigesetzt und vom Organismus ausgeschieden werden können.

Das regeneriert sämtliche Organe, verbessert ihre Elastizität und stärkt ihre Funktionsfähigkeit.

Warum das so ist, weiß niemand genau; daß es so ist, läßt sich beobachten – auch vom Fastenden selbst (siehe Seite 38).

Heilfasten ist auch für die einzelnen Organe, nicht nur für die äußere Erscheinung, so etwas wie ein Jungbrunnen. Es wirkt auf den Organismus wie ein heftiger Reiz, der ihn gleichsam wachrüttelt, ihn aus seiner Überflußlethargie herausreißt und die Selbstheilungskräfte, den sogenannten »inneren Arzt«, auf den Plan ruft.

Dieser innere Arzt heilt nun, das heißt, er versucht in mühevoller Kleinarbeit die Harmonie des ganzen Organismus wiederherzustellen. Dazu gehört das Bekämpfen latenter (verborgener) Infektionen, das Ausscheiden von Giftstoffen, die Produktion von Gegengiften, der Abbau von Störfeldern, der rigorose Abbau von krankem Gewebe, die Stärkung geschwächter Organe, die Regulierung der verschiedenen Kreisläufe, die Überprüfung und Neueinstellung der zahlreichen Regelmechanismen des Körpers.

Heilung von Erkrankungen

Die Aktivität des inneren Arztes, also der Selbstheilungskräfte des Organismus, durch die letztlich *jede* Heilung bewerkstelligt wird, ist während der ganzen Fastenzeit so deutlich erhöht, daß Heilfasten tatsächlich als Therapie im Krankheitsfall (meist im Verbund mit anderen Therapiemaßnahmen) eingesetzt werden kann. Es gilt deshalb auch als der »Königsweg der Naturheilkunde« und wird erfolgreich angewandt bei:

▷ Erkrankungen der **Verdauungsorgane** (akute Magen-Darm-Verstimmungen, chronische Dickdarmentzün-

dung, Leberleiden, Erkrankungen der Bauchspeichel-
drüse)

▷ Erkrankungen des **Herz-Gefäß-Systems** (Arterienver-
kalkung, Bluthochdruck, Angina pectoris, Herzrhyth-
musstörungen, Durchblutungsstörungen)

▷ Erkrankungen der **Haut** (Schuppenflechte und andere
chronische Hauterkrankungen)

▷ Erkrankungen der **Harn-** und **Geschlechtsorgane**
(Entzündungen der Nieren, Nierenschrumpfung, Nie-
rensteine, Myome u. a.)

▷ Erkrankungen des **rheumatischen Formenkreises**
(z. B. chronische Gelenkentzündungen, Arthrosen)

▷ **chronischen Kopfschmerzen** und **Migräne**

▷ **akuten Infektionen**

▷ **grünem Star** (Glaukom)

▷ **Zahnfleischschwund**

▷ **Magersucht**

Die meisten dieser Erkrankungen gehören zu den sogenannten ernährungsbedingten Zivilisationskrankheiten. Bei allen hat sich das Heilfasten – meist im Verbund
mit anderen Therapiemaßnahmen – als hochwirksame
Behandlungsmethode bewährt. Natürlich gilt hier die
weiter oben bereits angesprochene Einschränkung: Sobald ein akutes oder gar chronisches Krankheitsbild
vorliegt (abgesehen von leichten Infektionen wie einer
Erkältung), bedarf es der gezielten Therapie durch klini-
sches Heilfasten in einer speziellen Fastenklinik, wo
ständige ärztliche Betreuung sichergestellt ist.

Aber keine dieser ernährungsbedingten Zivilisationskrankheiten entsteht von heute auf morgen. Sie entwik-
keln sich langsam, über Jahre oder Jahrzehnte hinweg,
im verborgenen, ohne deutliche Symptome. In diesem
latenten Stadium der Erkrankungen – das bei »norma-

ler« Wohlstandskost und unter »normalen« Lebensbedingungen bei jedem von uns als gegeben angenommen
werden kann – hilft auch das selbständige Heilfasten zu
Hause, also ohne spezielle medizinische Unterstützung.
Es aktiviert den inneren Arzt, also die Selbstheilungskräfte, versorgt ihn mit zusätzlicher Energie und schützt
vor Störungen durch Giftzufuhr von außen.

Der innere Arzt wird während des Heilfastens so mobilisiert, daß der Organismus in dieser Zeit beispielsweise gegen Infektionen durch Erkältungs- oder Grippe-
viren gefeit ist. Die Abwehrkräfte sind so aktiv, daß
Viren keine Chance haben.

Steigerung der körperlichen Leistungsfähigkeit

Das Heilfasten wirkt auf die körperliche Leistungsfähigkeit keineswegs mindernd, sondern im Gegenteil stär-
kend. Im Anschluß an eine Heilfastenkur ist man körperlich fit, elastischer, straffer, insgesamt zu höherer Leistung fähig als vorher. Voraussetzung dafür ist, daß man
während des Fastens bewußt für Bewegung und sanfte
Anregung der Muskulatur und des gesamten Organismus
sorgt. Wie und in welchem Maß das geschehen soll, wird
in späteren Kapiteln beschrieben.

Auch während des Fastens kann nicht von körperlicher Schwäche die Rede sein, eher vom Gegenteil. Allerdings ist hier eine Verschiebung festzustellen: Die Reak-
tionsgeschwindigkeit des gesamten Organismus ist während dieser Zeit etwas herabgesetzt. Der Körper kommt
nicht so schnell in Gang wie sonst. Es fehlt die permanente – und für plötzliche Kraftanstrengungen erforderliche – Anspannung, die latente Nervosität. Gott sei
Dank fehlt sie, denn Fasten soll ja zur Ent-Spannung
führen und bedeutet Loslassen von der andauernden

Hochspannung, die Ursache vieler körperlicher und seelischer Erkrankungen ist. Logischerweise gelingen dann spontane Kraftanstrengungen, Spurts, nicht so gut. Man sollte sie auch ganz bewußt meiden; sie widersprechen der Grundstimmung (der Fasten-Haltung) und dem Wesen des Heilfastens.

Anders verhält es sich mit der Fähigkeit zur Dauerleistung: Sie erhöht sich beträchtlich. Das Durchhaltevermögen bei langdauernder Anstrengung verbessert sich spürbar. Man sollte das ruhig nutzen, zum Beispiel indem man – während des Heilfastens! – bergwandert, flotte und ausgedehnte Spaziergänge macht, Waldläufe absolviert und ähnliches (siehe Seite 82).

Anwachsen der intellektuellen Fähigkeiten

Auch im Bereich der »Kopfarbeit«, der verstandesmäßigen Leistungen – die ja eine Sache der Physiologie sind und nicht mit geistiger, spiritueller Kraft verwechselt werden dürfen –, wirkt sich das Heilfasten positiv aus. Nach dem Fasten ist eine Verbesserung der Konzentrationsfähigkeit, des Gedächtnisses und des Erfassens von logischen Zusammenhängen feststellbar.

Während des Fastens muß allerdings auch hier mit einer Verlagerung der Fähigkeiten gerechnet werden: Die reine Merkfähigkeit und auch die Auffassungsgabe beim Lesen und Zuhören verschlechtern sich. Man spricht dann vom typischen »Fastengehirn«, dem das Aufnehmen und Speichern von Daten und Fakten schwerfällt.

Auch das paßt zur Gesamtsituation des Fastens, die ja eine ganz allgemeine Abkehr vom Außen mit sich bringt. Offenbar sind dem Gehirn diese profanen Leistungen, wie das Aufnehmen und Verarbeiten äußerlicher Daten, nicht so wichtig. Wesentlich wichtiger sind ihm die tieferen, größeren Verstandesleistungen, zu denen es sonst kaum Zeit und Ruhe findet: das Verstehen grundlegender Zusammenhänge, die tiefen Einsichten, das Erkennen sowie das eigenständige, intuitive Denken, das weniger den Regeln der Logik folgt als denen der spontanen Erkenntnis.

Hier verbessert sich die Leistung des Gehirns beträchtlich, und manches wird klar und durchschaubar, was im Alltag zum Verzweifeln kompliziert erschien. Das Ergebnis sind tatsächliche »Einsichten«, die sogar Veränderungen der weiteren Lebensführung mit sich bringen können.

Zusammenfassung der Wirkungen im körperlich-organischen Bereich

Heilfasten, das in der richtigen Fasten-Haltung und konsequent – auch in den begleitenden und unterstützenden Maßnahmen (siehe Seite 71 bis Seite 106) – durchgeführt wird,

▷ reduziert auf gesunde Weise und in kürzester Zeit eventuell vorhandenes Übergewicht

▷ führt zu schönerer Haut und strafferem Bindegewebe

▷ sorgt für gründliche Entgiftung und Entschlackung sämtlicher Körperzellen

▷ baut krankes und geschädigtes Gewebe ab und beseitigt damit versteckte Störfelder

▷ läßt unspezifische, an unterschiedlichen Stellen auftretende Schmerzen verschwinden

▷ stärkt die körpereigene Abwehr und aktiviert die Selbstheilungskräfte des Körpers und der Seele, das heißt den inneren Arzt

▷ trägt zur Regeneration aller Organe und zur Heilung

vieler ernährungsbedingter Zivilisationskrankheiten im latenten Frühstadium bei

▷ führt zu höherer körperlicher und geistiger Leistungsfähigkeit und beseitigt Konzentrations- und Gedächtnisschwächen

Der innere Arzt, von dem hier immer wieder die Rede ist und der letztlich für die heilenden Wirkungen des Fastens sorgt, ist jedoch keine ausschließlich körperlich-materielle Instanz, wie etwa eine übergeordnete Schaltzentrale oder ein Nervenzentrum. Er ist eine *ganzheitliche* Instanz, die weder eindeutig lokalisierbar noch erschöpfend beschreibbar ist; er ist die Instanz, die die Abwehr- und Selbstheilungskräfte des Organismus und der Seele einsetzt und lenkt. Was diese Instanz aber eigentlich ist, wissen wir nicht. Durch Heilfasten wird sie jedenfalls aktiviert und auf allen Ebenen der Person tätig.

Seele und Geist

Wirkungen auf die Psyche

Heilfasten berührt unseren psychischen Bereich sowohl indirekt (etwa über die selbstbewußtseinsstärkende Wirkung des Abspeckens) als auch direkt. Auch hier werden vielschichtige Prozesse ausgelöst und begünstigt, deren Ergebnis man durchaus mit dem Begriff Heilung in Verbindung bringen kann; der innere Arzt ist auch hier aktiv.

Wenn man sich auf diese Prozesse einläßt und sie durch entsprechende Übungen unterstützt (siehe Seite 88), dann

▷ baut Heilfasten inneren Streß ab

41

▷ befreit Heilfasten vom Gefühl des Gehetzt- und Überlastetseins

▷ löst Heilfasten seelische Blockaden, so daß die psychischen Energien wieder fließen können

Das führt zwangsläufig zu mehr Gelassenheit und
einer angemessenen Distanz zu den Problemen des Alltags. Es schafft aber auch einen soliden Grund für mehr
Selbstvertrauen und fördert die psychische Ausgeglichenheit und Stabilität.

Wirkungen im spirituellen Bereich

Das Heilfasten rückt darüber hinaus jenen Bereich unserer Existenz ins Bewußtsein, der auch psychologisch
nicht ganz erfaßbar ist und den wir heute meist aus
unserem praktischen Leben verbannen: den geistigen,
spirituellen Bereich, also das, was uns noch als Religion
geläufig ist.

Offenbar lassen die körperlichen und psychischen
Vorgänge während des Heilfastens die innere Bereitschaft wachsen, sich auch diesem Bereich zu öffnen. Das
bedeutet aber nicht zwangsläufig die Einstimmung auf
Religion. Die spirituelle Ebene existiert auch außerhalb
davon, das heißt ohne Glaubenssätze, Dogmen und für
sie zuständige Institutionen. Sie ist einfach eine Dimension unserer Wirklichkeit, deren Kräfte weder meßbar
noch beschreibbar sind, sondern nur erfahrbar. Voraussetzung dafür, daß man sie erfährt, ist, daß man sich
ihnen nicht verschließt, sondern offen, also empfänglich
ist für sie. Das sind wir heute in der Regel nicht mehr. Im
hektischen Alltag ahnen wir zwar etwas von diesen geistigen Kräften und gehen auch ständig mit ihnen um,
aber meist so unbewußt, daß wir es nicht mehr wahrneh-
men (siehe Seite 152). Das Heilfasten macht sie wieder

bewußt erfahrbar, spürt oft sogar Quellen solcher Kraft in uns selbst auf und bringt sie zum Fließen. Dieses Fließen macht sich auch nach außen hin bemerkbar und wird vom sozialen Umfeld, von den anderen, durchaus bemerkt.

Soziale Beziehungen

Distanz

Im zwischenmenschlichen Bereich wirkt Heilfasten in erster Linie *indirekt*; jedenfalls wenn man dabei die langfristigen Wirkungen im Blick hat. *Direkt* bedeutet es zunächst einen Rückzug vom sozialen Umfeld, eine Einschränkung der Kontakte auch im ganz engen Kreis, in Partnerschaft und Familie. Und auch die Vorgänge im Fastenden selbst schaffen zu den Mitmenschen eher Distanz als Nähe. Er befindet sich in einer Ausnahmesituation, in der alle Aufmerksamkeit auf die eigene Person gerichtet ist, auf den eigenen Leib und die eigene Seele. Diese Distanz zur sozialen Umwelt ist in den ersten Tagen, in denen die Fastensituation noch etwas Neues und sehr Ungewohntes ist, am größten. Später ist es hauptsächlich eine innere Distanz, die man zu den anderen fühlt, die aber nicht mehr unbedingt konkret ausgelebt werden muß. Dennoch hat man als Heilfastender in der Regel wenig Freude am Zusammensein mit anderen. Ihr Verhalten, ihr Denken und Handeln, ihre Probleme, ihre Hoffnungen und Befürchtungen, ihr ganzer Lebensstil – das erscheint einem alles ziemlich fremd, verwirrend, unverständlich und obendrein recht unwichtig. Also zieht man sich lieber zurück.

Das ist auch anzuraten, denn man ist während der

ganzen Heilfastenzeit einerseits zwar recht empfindlich
(die Panzerungen um die Seele fehlen weitgehend), andererseits aber durch die Gelassenheit und innere Distanz
zu den Alltagsproblemen für seine Mitmenschen nicht
ohne weiteres akzeptabel: Man macht nach außen hin
einen überlegenen Eindruck. Das mögen die wenigsten,
auf die meisten wirkt es wie ein rotes Tuch. Im Grunde
haben sie sogar recht: Man fühlt sich auch überlegen
(vielleicht ist man es ja sogar) und hat meist noch nicht
die Kraft, dieses Gefühl für sich zu behalten, also nicht
»heraushängen« zu lassen.

Bereinigung
Nach dem Heilfasten ist – wenn man es richtig gemacht
hat – diese Kraft durchaus vorhanden. Allerdings hat die
eigene Haltung zum Geflecht der sozialen Beziehungen,
in das man eingebunden ist, meist eine Wandlung durch-
gemacht. Sie rührt von der größeren Unabhängigkeit
her, die man während des Fastens gewonnen hat, vom
gewachsenen Selbstbewußtsein und von der Neuvertei-
lung dessen, was einem wichtig ist und was nicht. Das
wirkt sich natürlich auf die Bekanntschaften und
Freundschaften aus, auch auf das Verhältnis zum Partner und/oder zur Familie.

Man kann hier von einer »Bereinigung« der Beziehungen sprechen, vom Erlangen einer eindeutigeren, wahr-
haftigeren Haltung den Menschen gegenüber, mit denen
man lebt. Die Fähigkeit dazu entsteht aus der Bearbei-
tung vieler psychischer Konflikte während des Heilfastens. Der größte Teil dieser Konflikte stammt ja aus dem
zwischenmenschlichen Bereich und wirkt auch auf ihn
zurück. Wenn sich während des Heilfastens die Seele mit
solchen Konflikten auseinandersetzen kann, weil wir sie

nicht wie üblich gewaltsam aus dem Bewußtsein verdrängen, klärt sich der Blick für ihre tieferen Ursachen und für die eigene Position. Diese Klarheit und Eindeutigkeit in der eigenen Haltung kommt letztlich allen Betroffenen zugute.

Persönlichkeit

Ein anderer Mensch werden?

Alle beschriebenen Wirkungen des Heilfastens zusammengenommen können tatsächlich eine positive Veränderung der ganzen Lebensführung, der Lebenseinstellung wie auch des konkreten Verhaltens, zur Folge haben (siehe H. Lützner/E. Niggemeyer, *Fasten veränderte mein Leben*). Allerdings kommt das nicht dadurch zustande, daß man in klarsichtigen Stunden der Heilfastenzeit besonders viele gute Vorsätze in sein Fasten-Tagebuch (siehe Seite 103) einträgt, gleichsam als neues Programm für später. Voraussetzung dafür, daß sich durch Heilfasten im eigenen Leben etwas dauerhaft ändert, ist eine entsprechende, dauerhafte Veränderung in der eigenen Persönlichkeit. Die Bedingungen für eine solche Weiterentwicklung der Persönlichkeit sind während des Heilfastens sehr günstig. Sämtliche Vorgänge weisen eigentlich in diese Richtung:

▷ der Organismus reinigt und erneuert sich

▷ in der Seele finden Umwälzungen statt (Verdrängtes gelangt ins Bewußtsein, Schwelendes wird bearbeitet bzw. aufgelöst)

▷ die zwischenmenschlichen Beziehungen (das Verhältnis zum sozialen Umfeld) machen eine Wandlung durch, werden teilweise bereinigt

▷ und außerdem rückt ein Bereich, eine ganze Dimension wieder ins Bewußtsein, von der man im Alltag weitgehend abgekoppelt war: die geistige, spirituelle (Gewiß gibt es auch heute noch viele Menschen, in deren Leben diese Dimension als Religion eine wichtige Rolle spielt. Aber das ist nicht der »Normalfall«, auf den ich mich hier beziehe.)

Es entsteht also rundherum ein »neuer Mensch«. Ausschlaggebend für eine Veränderung der Gesamtpersönlichkeit sind dabei ganz sicher die Erfahrungen auf der psychischen und der geistigen (spirituellen) Ebene. Ob sie nachhaltig wirken oder bald nach der Rückkehr ins Alltagsgetriebe wieder verblassen, hängt davon ab, wie bewußt man sie wahrnimmt, wie weit man sie zuläßt, das heißt sich ihnen öffnet, und wie achtsam man mit ihnen umgeht. Völlig selbsttätig, sozusagen vollautomatisch, geschehen solche tiefgreifenden Veränderungen nämlich auch während des Heilfastens nicht. Der Gesamtprozeß wirkt zwar in die beschriebene Richtung, aber mit Ignoranz oder verbissenem Widerstand kann man auch hier diese Wirkungen zunichte machen.

Ausstrahlung und Charisma

Spätestens nach einer Woche reiner Fastenzeit sieht man dem Heilfastenden auch von außen an, daß sich in ihm Energien (nichtphysikalischer Art) entfalten, von denen man als Nichtfastender allenfalls etwas ahnen kann.

Er gewinnt – mehr oder weniger deutlich – jene Art von »Ausstrahlung«, die wir im Alltag meist als Unwiderstehlichkeit, starke Präsenz oder ähnliches bezeichnen – und bewundern –, und die man weder durch Aufmachung noch bestimmtes Gehabe vortäuschen kann.

Stehen Menschen mit einer solchen Ausstrahlung im Rampenlicht der Öffentlichkeit, dann sprechen wir von Charisma bzw. einer charismatischen Persönlichkeit, von der wir uns gern mitreißen lassen. Gern wahrscheinlich deshalb, weil wir ahnen oder uneingestandenermaßen sogar wissen, daß die Kraft, die da ausstrahlt, sich aus Quellen speist, nach denen wir uns insgeheim alle sehnen. Und das sind genau die Quellen geistiger Kraft, von denen hier immerzu die Rede ist und die das Heilfasten wieder zugänglich machen bzw. zum Fließen bringen kann.

Beim längere Zeit Heilfastenden strahlen diese Kräfte nach außen, bei manchen sehr deutlich und »laut«, bei anderen weniger offensichtlich und eher »still«. Otto Buchinger senior, einer der Väter des modernen Heilfastens in Europa, berichtet von den »leuchtenden Gesichtern« seiner Patienten und bringt sogar die »Keim- und Stoßkraft einer Gruppe und der von ihr getragenen Idee« mit ihrer Fähigkeit zum langen, kollektiven Fasten in direkte Verbindung (siehe auch Literaturhinweise Seite 173). Hier geht es also genaugenommen nicht mehr bloß um »Kraft«, sondern bereits um »Macht« (siehe Seite 164).

Ausstrahlung, Unwiderstehlichkeit, Keim- und Stoßkraft als nach außen wirkende spirituelle (geistige) Energie werden durch das Heilfasten allerdings nicht verliehen; das muß klar sein. Diese Kräfte stecken von Natur aus in jedem Menschen, nur sind sie bei den meisten verschüttet. Das Heilfasten kann ein Weg sein, diese Kräfte wieder zugänglich und erfahrbar zu machen. Aber auch das hängt ganz wesentlich vom eigenen Bewußtseinsstand, vom individuellen Grad der Bewußtheit und Aufmerksamkeit ab, mit denen man sich den Vorgängen auf der spirituellen Ebene nähert (siehe Seite 151).

Hinzu kommt, daß die Ausstrahlung nach dem Fastenbrechen (siehe Seite 137) zunächst wieder verlorengeht. Buchinger spricht vom »Zusammenbruch des Paradieses«, also vom plötzlichen Wieder-abgeschnitten-Sein des Energiestroms, der die Ausstrahlung bewirkte. Freilich muß das nicht so radikal und vollständig geschehen; man kann selbst etwas dafür tun, daß die Verbindung zu diesen Kraftquellen später nicht völlig abreißt.

Diese Seite des Heilfastens ist sicher nicht jedermanns Sache, so daß ich darauf noch einmal in einem gesonderten Kapitel am Ende des Buches eingehen will (siehe Seite 149).

Vorgänge
in Körper und
Seele

Aufnehmen

Daß wir im materiellen Überfluß leben, ist eine Binsenwahrheit. Und daß wir diesen Überfluß als selbstverständlich hinnehmen, ja eigentlich gar nicht mehr bemerken, sondern ihn sogar eher als Mangel empfinden, da er uns langweilt, ist auch nicht gerade eine neue Erkenntnis. Natürlich weiß auch jeder um die Folgen; sie stehen seit Jahrzehnten im Brennpunkt öffentlicher Zeitkritik: einseitige Betonung materieller Zielsetzungen, Konsumhaltung, Maßlosigkeit, Verschwendung und ähnliches.

Hinter diesen so häufig kritisierten Verhaltensweisen steht ein Prinzip, das mehr und mehr unser ganzes Leben beherrscht: das »Aufnehmen«. Überall wird das Aufnehmen von uns gefordert, auch im nichtmateriellen Bereich: Lernstoff, Informationen, Neuigkeiten und Erkenntnisse werden aufgenommen. Wir halten das inzwischen für normal, ja sogar erstrebenswert: möglichst viel, möglichst schnell.

Auch was das Essen und Trinken angeht, halten wir heute das andauernde Aufnehmen, die nahezu pausenlose Zufuhr von Nahrungsmitteln und Getränken für normal und auch für notwendig. Das Interessante daran: Unser Organismus ist unseren Vorstellungen (unserem Bewußtsein) darin gefolgt. Er hat sich mit seiner Funktionsweise darauf eingestellt, fortwährend und in kaum mehr zu bewältigenden Mengen aufzunehmen. Zum Verarbeiten kommt er dabei kaum noch, zur optimalen Ausnutzung des Aufgenommenen erst recht nicht. Statt dessen speichert er, lagert ein, stopft hin, wo immer sich Platz findet. Das Abbauen und Ausscheiden verlernt er dabei fast völlig: Darmträgheit, Verdauungs- und Stoffwechselstörungen sind die weitverbreitete Folge davon.

Daß der Organismus tatsächlich genauso dumm ist wie unser Bewußtsein, zeigt sich, wenn wir die permanente Nahrungszufuhr einmal unterbrechen oder auch nur reduzieren: Er meldet Hunger. Ignorieren wir dieses Signal, weil wir wissen, daß es unsinnig ist, wird er in seinen Forderungen massiv: Das Hungergefühl wird bohrend, Kopfschmerzen stellen sich ein, Schwindelgefühl, Schwäche usw. Erst wenn wir seiner Forderung nachkommen, ihn also weiter überfüttern, gibt er sich zufrieden.

Umstimmen und umschalten

Der Entschluß zum Heilfasten durchbricht diesen schädlichen Kreislauf. Die Entscheidung, innezuhalten, von allen eingefahrenen Essensgewohnheiten einfach loszukommen und in planvoller Weise eine Weile auf Nahrungsaufnahme ganz zu verzichten, läßt auch den Organismus in seinen Gewohnheiten innehalten: Er stimmt sich um auf Selbstversorgung.

Praktisch gesehen ist das völlig unproblematisch: In seinen reichhaltigen Depots, in seinen Zucker-, Fett- und Eiweißspeichern findet er alles, was er zum Leben braucht, auch Vitamine, Mineralstoffe und Spurenelemente. Es ist alles in ausreichender Menge für ein paar Wochen »Leben aus sich selbst heraus« vorhanden.

Sobald wir unserem Organismus mit einer gründlichen und möglichst schonenden Darmreinigung (siehe Seite 72) klargemacht haben, daß es uns ernst ist mit unserem Entschluß, beginnt er unverzüglich mit seinem neuen Programm. Er schaltet seine Funktionsweise um und verzichtet seinerseits auf das Signal Hunger.

Wer heilfastet, verspürt nach kurzer Zeit keinen Hunger mehr. Der Organismus weiß, daß er von außen keine Nahrung zu erwarten hat und akzeptiert das.

Reinigen und erneuern

Die Aktivitäten des Organismus beschränken sich während des Heilfastens jedoch keineswegs darauf, sich am Leben zu erhalten.

Da er von der Verdauung und Speicherung aufgenommener Nahrung freigestellt ist, steht ihm die sonst hierfür verbrauchte Energie für andere Tätigkeiten zur Verfügung. Das ist eine nicht unerhebliche Menge, etwa ein Drittel des gesamten Energiebedarfs. Ein überflußgeschädigter Organismus gibt diese freigewordene Energie in die Hand des inneren Arztes, der sie unverzüglich zur »Heilung« nutzt, zur Reinigung und Regeneration:

▷ Ablagerungen in und zwischen den Körperzellen, die die Stoffwechselprozesse behindern, werden abgebaut.

▷ Schadstoffe aller Art werden ausgeschwemmt und abtransportiert.

▷ Altes und geschädigtes Gewebe und Schlacken werden abgebaut und auf jede nur mögliche Weise ausgeschieden.

▷ Zellen werden erneuert und schadhafte bzw. geschwächte Organe ausgeheilt.

Was während der ganzen Heilfastenzeit augenfällig vor sich geht, ist ein gewaltiger und umfassender Reinigungsprozeß, in dem der Organismus sich von allem Ballast befreit. Dazu gehören auch die im Überfluß vorhandenen Fettdepots.

Körperliche Vorgänge

In den großen Reinigungs- und Erneuerungsprozeß sind alle Organe, ja sogar sämtliche Zellen des Körpers miteinbezogen. Und dieser Prozeß vollzieht sich auf unübersehbare, zum Teil sogar recht drastische Weise.

Darm

Womit der Fastende gleich am Morgen seines ersten Fastentages konfrontiert wird, ist die vollständige Entleerung des Darms. Sie wird vom Fastenden selbst durch »Glaubern« oder Einlauf eingeleitet (siehe Seite 72) und ist für den Darm das Signal, daß er sich von nun an ganz auf seine Funktion als Ausscheidungsorgan konzentrieren kann: Verdauung wird von ihm nicht mehr verlangt. Er wird sich in der Folgezeit entschlacken und regenerieren. Seine Peristaltik (Muskelbewegungen), die er beibehält, befördert nun endlich Kotreste hinaus, die sich über Jahre in den Darmtaschen angesammelt haben. Die Darmwände erneuern sich und stoßen Schlacken sowie Zell- und Gewebstrümmer ab. Auch die Gift- und Schlackenstoffe aus den Reinigungsprozessen des übrigen Organismus werden größtenteils in den Darm abgegeben und von ihm ausgeschieden.

Blut

Bereits am zweiten Tag des Heilfastens machen sich weitere Veränderungen im Organismus bemerkbar.

Durch die starke Entwässerung infolge des Kochsalzentzugs ist es zu einer geringfügigen Eindickung des Blutes gekommen. Das läßt Bluthochdruck absinken, der Blutdruck normalisiert sich. Wer jedoch zu niedrigem Blutdruck neigt, wird eine leichte Kreislauflabilität verspüren, die jedoch mit einfachen Maßnahmen problemlos aufzufangen ist (siehe Seite 79).

Nicht selten kommt es im Verlauf des Heilfastens sogar zu einer – kaum erklärbaren – Normalisierung des vorher zu niedrigen Blutdrucks.

Bindegewebe

Als erfreuliche Wirkung stellt man bereits am Morgen des zweiten Fastentages eine deutliche Gewichtsabnahme fest. Sie rührt allerdings nicht schon vom Abbau der Fettpolster her, sondern von der Entwässerung des Bindegewebes.

Mit der Entwässerung geht auch eine Entquellung einher: Das Bindegewebe strafft sich. Gleichzeitig werden die dort vorhandenen Schadstoffeinlagerungen aufgelöst und ausgeschwemmt.

Ausscheidungsorgane

Vom dritten Fastentag an ernährt sich der Organismus ausschließlich von seinen Reserven:

▷ Alle im Blut eventuell noch frei verfügbaren Nährstoffreste sind aufgebraucht.

▷ Die Leber hat ihre Zuckervorräte vollständig abgebaut und ist nun vor allem mit dem Abbau der Fettdepots beschäftigt, die rapide dahinschmelzen.

▷ Auf allen verfügbaren Wegen scheidet der Organismus Schadstoffrückstände, Schlacken, Krankheitsstoffe und giftige Abbauprodukte seines Stoffwechsels aus: Leber,

Niere, Haut, Schleimhäute und Lunge sind daran beteiligt.

Leber und Nieren

Die wichtigsten Entgiftungsorgane des Körpers, Leber und Nieren, arbeiten auf Hochtouren. Sie binden und scheiden die giftigen Stoffwechselprodukte aus, die nun in verstärktem Maß vom Blut und anderen Körperflüssigkeiten mitgeführt werden. So ist beispielsweise der Harnsäurespiegel des Blutes während des Fastens erhöht, da überall im Körper verstärkt alte und geschädigte Zellen abgebaut werden. Beide Organe müssen in ihrer Arbeit durch geeignete Maßnahmen unterstützt werden (siehe Seite 90).

Trotz dieser starken Beanspruchung macht die Leber während des Heilfastens einen Regenerationsprozeß durch, wird »schlanker«, straffer und gesünder.

Die Schwerarbeit der Nieren ist augenfällig. Dem Urin, den sie produzieren, merkt man die hohe Giftstoffkonzentration an. Seine kräftige Färbung und sein oft unangenehmer, penetranter Geruch sind jedoch kein Grund zur Beunruhigung, sondern positives Zeichen dafür, daß die Nieren ihrer Entgiftungsaufgabe nachkommen.

Haut und Schleimhäute

Auch die Haut zeigt sich während des Fastens unübersehbar als Ausscheidungsorgan. Der Schweiß, den sie absondert, riecht unangenehm und beweist dadurch, daß auch er Giftstoffe und Abbauprodukte des Stoffwechsels transportiert. Die Haut selbst neigt zu Trockenheit und Unreinheiten. Auch sie scheidet Schlacken aus, reinigt sich und regeneriert. Das Ergebnis zeigt sich nach dem

Fasten, wenn man wieder feste Nahrung zu sich nimmt: Die Haut ist rosig, rein und feinporig und fühlt sich angenehm glatt und weich an.

Auch der Mundraum ist während der Fastenzeit durch Ausscheidung und Selbsterneuerung Veränderungen unterworfen: Zähne und Zahnfleisch fühlen sich pelzig an und sind mit sichtbaren Belägen überzogen. Auch die Zunge zeigt einen dicken Belag, der seine Farbe von Grau bis Schwarz, Weiß, Gelb und Grün wechselt, je nachdem, welche Giftstoffe gerade ausgeschieden werden. Mundgeruch tritt auf, der sich auch durch intensive Pflege nicht ganz unterbinden läßt. Hieran wirkt freilich auch der schlechte Atem mit, der gasförmige Abbauprodukte des Stoffwechsels aus der Lunge mit sich führt.

Daß auch die Schleimhäute – wo immer sie sich befinden: in Mund, Nase, Rachen oder Scheide – vermehrt Sekrete absondern, die ebenfalls mit allerlei Schlacken und Schadstoffen angereichert sind, wird bei dieser von Ausscheidung und Entgiftung bestimmten Gesamtsituation nicht mehr verwundern.

Sinnesorgane

Reinigung und Erneuerung beziehen während des Heilfastens auch die Zellen der Sinnesorgane und deren Rezeptoren mit ein. Die Folge davon ist eine deutliche, zum Teil verblüffende Verbesserung der Wahrnehmungsfähigkeit, die bei vielen Fastenden zu bemerkenswerten Sinneserlebnissen führt.

Das Sehen läßt zwar vorübergehend in seiner Schärfe etwas nach, was auf den verminderten Augendruck während des Fastens zurückzuführen ist, die Empfänglichkeit für Farb- und Formeindrücke erhöht sich jedoch beträchtlich: Die Welt wird bunter und von ihrem Formenreichtum her reizvoller. Man hat das Gefühl, mit »Künstleraugen« zu sehen, und staunt, was einem mit dem Alltagsblick alles entgeht.

Der Geruchssinn verfeinert sich auffällig. Die Nase nimmt noch die feinsten Düfte wahr und kann in Wohlgerüchen schwelgen. Eigenartigerweise bedeuten die verlockenden Düfte von Eßbarem keine ernsthafte Versuchung. Man kann sie genießen, sich an ihnen freuen, ohne daß einem das Wasser im Mund zusammenläuft. Die vermehrte Speichelproduktion ist ja eine Maßnahme des Organismus, mit der er sich auf Nahrungsaufnahme und Verdauung vorbereitet. Für den fastenden Organismus aber – auch bei noch so verlockenden Gerüchen – ist Nahrungsaufnahme und Verdauung im »Programm« nicht vorgesehen, denn das lautet: Leben aus sich selbst heraus.

Auch das Gehör schärft sich. Das hat angenehme wie unangenehme Seiten: Man wird empfindlicher gegenüber disharmonischen Geräuschen des Alltags, vor allem in der Großstadt. Man empfindet sie als störenden Lärm, was den Wunsch nach Abgeschiedenheit verstärkt.

Wie sehr sich die Geschmacksnerven regenerieren, stellt man vor allem nach dem Ende des Fastens fest: Der gewöhnlichste Apfel wird zu einem Geschmackserlebnis ersten Ranges!

Seelische Vorgänge

Vorgänge im seelischen und geistigen Bereich lassen sich generell nicht mit derselben Exaktheit voraussagen und beobachten wie im körperlichen. Dennoch läßt sich feststellen, daß dort während des Heilfastens ganz ähnliche

Prozesse ablaufen wie im Organismus, vor allem aber, daß sie von denselben Prinzipien bestimmt sind:
▷ Umstimmen und Umschalten
▷ Reinigen und Ausscheiden statt Speichern

Emotionen

Auch die Seele schaltet um, wobei die körperlichen Prozesse während des Fastens sie unterstützen. Die innere Aufmerksamkeit des Fastenden kehrt sich deutlich ab von seinen aktuellen seelischen Verflechtungen mit der Umwelt und den daraus resultierenden – vermeintlichen – Zwängen. Das Eingebundensein, die »Verstrickung«, in die Forderungen und Pflichten des Alltags verliert seine beherrschende Wichtigkeit. Statt dessen wendet er sich auch innerlich der eigenen Person und deren seelischen Regungen zu. Die Seele geht dazu über, alte Verletzungen, Ängste und verdrängte Emotionen an die Oberfläche zu holen, sie zu bearbeiten und abzubauen.

Träume

Die Träume spielen bei der »Seelenarbeit« eine herausragende Rolle. Man träumt sehr viel während des Heilfastens, und man träumt anders als sonst. Manche Wünsche, deren Erfüllung man sich sonst nicht einmal im Traum gestattet, da sie moralischer und gesellschaftlicher Ächtung unterliegen, melden sich in diesen Fastenträumen plötzlich zu Wort: Gewalt, sexuelle Exzesse, Allmachtsphantasien und ähnliches. Das braucht jedoch niemanden zu erschrecken. Wunschvorstellungen dieser Art sind in jedem Menschen lebendig, auch im sanftesten und moralischsten. Natürlich kann man sie in der Realität nicht ausleben! Das verbietet uns das menschliche Zusammenleben und natürlich die Moral, die wir als

wesentlichen Teil unserer Kultur verinnerlicht haben.
Die Moral verbietet allerdings bereits den Wunsch nach
diesen Dingen, die Regung an sich. Und deshalb müssen
wir – wenn wir uns nicht als schlechte Menschen fühlen
wollen – solche Wünsche rigoros verdrängen. Vorhanden
sind sie dennoch. Wenn wir während des Heilfastens
psychisch »durchlässiger« werden, dringen auch diese
verbotenen Wünsche wieder mehr an die Oberfläche,
setzen sich über die innere Zensur hinweg und werden
in Träumen ausgelebt. Dieses Ausleben ist äußerst
wichtig für unsere psychische Gesundheit; die wiederum ist von großer Bedeutung für unsere *ganze* Gesundheit.

Natürlich steigen in den Fastenträumen auch andere
Dinge aus den Tiefen der Seele auf. Alte Verletzungen oder traumatische Erlebnisse zum Beispiel, die nie
ganz bewältigt wurden, da man sie einfach verdrängte;
dann Ängste, die man sich im Alltagsleben nicht ein-
gesteht, da auch sie der gesellschaftlichen Ächtung
unterliegen; Komplexe (abgespaltene und eingekap-
selte Teile der Persönlichkeit, die man verleugnet,
da sie nicht in das eigene Bild passen) und anderes
mehr.

All das wirkt während des Heilfastens aber nicht be-
drohlich. Manches davon dringt sogar bis ins Wachbe-
wußtsein und kann dann bewußt bearbeitet werden.
Bearbeiten heißt hier vor allem Zulassen und Annehmen.
Während des Heilfastens ist man dazu in der Lage. Das
Loslassen der Seele schafft offenbar auch Distanz zu den
eigenen Problemen und Komplexen, woraus oft verblüf-
fend einfache Lösungen entspringen.

Das seelische Befinden entwickelt sich während des
Heilfastens meist von einer leichten Melancholie zu an-

haltend gehobener Stimmung, der eine zunehmende Lebensfreude und Lebensbejahung zugrunde liegt.

Spirituelle Erfahrungen

Fasten wurde durch die Jahrtausende hindurch in allen Kulturen immer wieder mit spiritueller Reinigung in Verbindung gebracht. In allen Weltreligionen – dem Christentum, dem Buddhismus, dem Islam – hat es einen festen Platz. Dennoch hat Heilfasten nicht unbedingt etwas mit Religion zu tun.

Wer sich jedoch während der Fastenzeit aufmerksam beobachtet, wird feststellen, daß er sich auch ohne äußeren Anstoß Gedanken über jene existentiellen Lebensfragen macht, die mit materiellen Zielsetzungen nichts zu tun haben: Fragen nach dem Sinn des Lebens tauchen auf, nach Lebenszielen, nach wirklich befriedigenden Aufgaben und nach Zusammenhängen, die über die eigene Existenz hinausweisen.

Normalerweise beunruhigen uns solche Fragen eher, als daß sie zu einer Auseinandersetzung mit ihnen führen, und deshalb lassen wir uns kaum ernsthaft auf sie ein. Beim Heilfasten beunruhigen sie nicht, im Gegenteil: Es kommt, zunächst völlig unbemerkt, zu einem wie selbstverständlichen Interesse an ihnen und einem Offensein für die ganze spirituelle Dimension des Lebens. Das Heilfasten macht empfänglich für die Wirklichkeit hinter der Wirklichkeit. Es schärft das Gespür für Zusammenhänge, die unserem Denken und unserer sinnlichen Wahrnehmung nicht zugänglich und dennoch unzweifelhaft vorhanden sind. Und es schafft Verbindung zu Kräften in uns, die weder physikalischer noch psychischer Natur sind.

Fastenflauten – Fastenkrisen

Das Wort Fastenflaute ist nicht glücklich gewählt, genaugenommen ist es irreführend: Bei Flaute fehlt der Wind, und deshalb kommen Segelschiffe nicht voran. Dieses Bild paßt aber nicht auf die sogenannten Fastenflauten: Der »Fastenwind« ist hier durchaus vorhanden, und Reinigung und Erneuerung kommen gut voran. Es treten lediglich Schwankungen im Befinden auf. Man fühlt sich nicht immer gleich gut. Am zweiten, dritten oder vierten Tag erleben manche Heilfastende ein Stimmungstief, das von Lustlosigkeit, Trägheit und Müdigkeit geprägt ist. Meist liegt das am Absinken des Blutdrucks und der Umstellung des Organismus auf Reinigung und Anzapfen der Reserven.

Wenn bei Ihnen eine sogenannte Fastenflaute eintritt, sollten Sie folgende Punkte beachten:

▷ Geben Sie der Müdigkeit und Lustlosigkeit nicht sofort nach. Versuchen Sie zuerst, Ihren Kreislauf anzuregen; machen Sie einen Spaziergang oder ein bißchen Gymnastik (siehe Seite 83).

▷ Ein sehr wirksames Mittel gegen solche Stimmungstiefs ist auch der Einlauf (siehe Seite 72). Er schwemmt Giftstoffe aus dem Darmtrakt und stellt in den meisten Fällen »schlagartig« das Wohlbefinden wieder her.

▷ Wenn das alles nichts bewirkt, dann geben Sie sich Ihrer Müdigkeit und Melancholie ruhig hin. Ziehen Sie sich zurück, lesen Sie, schlafen Sie oder hören Sie eine Tonkassette mit geführter Meditation (siehe Seite 98); Meditation stärkt die Selbstheilungskräfte und hilft, das Tief zu überwinden.

Wenn Sie die reine Fastenzeit auf mehr als sieben Tage ausdehnen, kann es auch zu sogenannten Fastenkrisen kommen. Man fühlt sich dann sehr abgeschlagen und leicht depressiv, ähnlich wie bei einer beginnenden Grippe; alte Beschwerden können sich melden. Das alles sind Zeichen dafür, daß besonders viele Schadstoffe in ihrem Blutkreislauf zirkulieren und erst ausgeschieden werden müssen.

▷ Zwingen Sie sich nicht zu Anstrengungen. Halten Sie Bettruhe und sorgen Sie für Wärme. Auch hier hilft der Einlauf.

▷ Auf keinen Fall das Fasten während einer solchen Krise abbrechen!

Heilfasten
zu Hause

Voraussetzungen

Gesundheit

Jeder, der sich gesund und einigermaßen kräftig fühlt, kann selbständig heilfasten; Abgespanntheit oder das Gefühl allgemeiner Antriebsschwäche sind keine Hinderungsgründe.

Wer jedoch an einer akuten oder chronischen Krankheit leidet, muß vorher unbedingt mit dem behandelnden Arzt oder seinem Hausarzt sprechen. Wenn diese Ärzte fastenerfahren sind, werden ihr Rat und ihre Empfehlungen ausreichen. Sind sie das jedoch nicht, und stehen sie womöglich der Fastenidee ablehnend gegenüber, sollten Sie sich einen speziellen Fastenarzt empfehlen lassen. Er kann nach gründlicher Untersuchung eine verbindliche Entscheidung treffen:

▷ ob man zu Hause (gegebenenfalls unter ambulanter ärztlicher Kontrolle) heilfasten darf,

▷ ob man nur in einer Fastenklinik, also stationär unter ständiger ärztlicher Aufsicht und Betreuung, fasten darf oder

▷ ob man ganz auf das Heilfasten verzichten muß.

Der Fastenarzt steht dann auch während der Fastenzeit für Rückfragen und kompetenten Rat zur Verfügung.

Nicht heilfasten sollte:

▷ wer schwanger ist oder stillt,

▷ wer an einer »auszehrenden« Krankheit leidet (z. B. Basedowsche Krankheit, Tuberkulose, Krebs) oder an Magengeschwüren, chronischer Magen- oder Darmentzündung (Ausnahme: chronische Entzündung des Dickdarms) und

▷ wer nach schweren Erkrankungen oder Operationen erheblich geschwächt ist.

Beruf

Die ideale berufliche Voraussetzung für das Heilfasten ist der Urlaub: Im Urlaub läßt sich dem Bedürfnis nach Abgeschiedenheit und Loslösung vom Alltag noch am ehesten nachgehen.

Wer keinen Urlaub nehmen kann oder will, sollte eine Zeit wählen, in der er keiner starken Beanspruchung durch seine Umwelt – sei sie beruflicher oder privater Art – ausgesetzt ist (siehe Checklisten im Kapitel »Ein 10-Tages-Plan« Seite 110).

Zu empfehlen ist das Heilfasten neben der Berufstätigkeit allerdings nicht. Gerade wenn man sich auf alle Ebenen der Fastensituation und des Fastengeschehens einlassen will – um auch alle Ebenen für sich zu nutzen –, dürften die Anforderungen einer Berufsausübung hinderlich sein. Am ehesten lassen sich Heilfasten und Beruf noch miteinander verbinden, wenn man frei arbeitet und sich die Arbeitszeit selbständig einteilen kann. In der »dynamischen«, oft hektischen Atmosphäre eines Büros mit Kollegen und Vorgesetzten ist das kaum möglich. In jedem Fall aber muß man beim Heilfasten neben der Berufsausübung darauf achten, daß es nicht in eine simple Hungerkur abgleitet.

Nicht während der Berufstätigkeit heilfasten sollten

all jene, die an gefährlichen Maschinen arbeiten oder auf schnelle Reaktionsfähigkeit angewiesen sind (herabgesetzte Reaktionsfähigkeit während des Fastens), insbesondere wenn davon die Gesundheit anderer Menschen abhängt: Bahn-, Bus- und Taxifahrer, Kranführer, Dreher, Arbeiter und Handwerker am Bau.

Raum

Die wichtigste praktische Voraussetzung für ein erfolgreiches selbständiges Heilfasten ist ein Zimmer oder – noch besser – eine Wohnung für sich allein.

Das Zurückziehen während des Fastens, die Konzentration auf sich selbst, muß sich ohne Krampf und Kampf verwirklichen lassen. Schließlich geht es ja um das Loslassen von den sozialen Beziehungen und nicht um die gewaltsame Abschottung gegen sie.

Wenn man durch die räumlichen Gegebenheiten ständig seinen Mitbewohnern ausgesetzt ist, wird es sehr schwer sein, loszulassen. Man wird sich statt dessen wahrscheinlich ein abweisendes, verschlossenes Verhalten zulegen, das sicher auch nach innen wirkt. Innerlich offen zu sein für neue Erfahrungen und gleichzeitig nach außen abweisend – das gelingt eigentlich nur mit sehr viel Übung.

Wenn man andauernd gewärtig sein muß, mit anderen zusammenzutreffen, wird man auch Scheu haben, seine Stimmungen nach außen dringen zu lassen.

Ähnlich ist es mit der regelmäßigen Gymnastik oder den vielen unterstützenden Maßnahmen (siehe Seite 83), bei denen man sich in der Regel nicht gern zuschauen läßt. Die angestrebte Ruhe und Gelassenheit wird sich dann nur schwer einstellen.

Ein Raum, in dem man garantiert ungestört bleibt, in

dem man ruhen, nachdenken, meditieren, malen, schreiben und sich freudigen oder/und melancholischen Stimmungen hingeben kann, erscheint mir für ein erfolgreiches Heilfasten unabdingbar.

Zeitpunkt

Für das Heilfasten sollte man eine Zeit wählen, in der – soweit sich das voraussagen läßt – keine aufregenden Ereignisse bevorstehen: also keine Familienfeste, Firmenjubiläen, Umzüge und ähnliches. Das würde nur die Kontinuität des Prozesses unterbrechen und damit den Erfolg zumindest im psychisch-geistigen Bereich gefährden oder erschweren.

Was die Jahreszeiten betrifft, so eignet sich jede letztlich gleich gut zum Heilfasten; welche man wählt, hängt von der persönlichen Vorliebe ab. Am besten aber dürfte wohl die Zeit, die auch von der Kirche dafür vorgesehen ist, geeignet sein: die Wochen vor Ostern und die Adventszeit. Auch vom Jahresrhythmus her bieten sich diese Zeiten für eine Besinnung und ein Innehalten an.

Heilfasten im Überblick

Dauer und Einteilung

Jedes Heilfasten besteht aus drei Phasen:

Phase 1: der **Einstimmungstag,** an dem Sie mit reduzierter Kost (siehe Seite 118) Körper und Seele langsam auf die bevorstehende Fastenkur vorbereiten. An diesem Tag sollten auch die praktischen Vorbereitungen (siehe Checkliste Seite 113) beendet sein.

Phase 2: die **reinen Fastentage,** an denen Sie außer verschiedenen Kräuter- und Fruchttees, einem Glas verdünnten Fruchtsaft, einem Teelöffel Honig und einem Scheibchen Zitrone nichts zu sich nehmen; zusätzlich – zur Unterstützung der Niere – nur Quell- oder Mineralwasser (genaue Angaben finden Sie im 10-Tages-Plan, Seite 121).

Phase 3: die sich anschließenden **Aufbautage,** in denen Sie Ihren Organismus mit spezieller Kost Schritt für Schritt wieder an die Aufnahme fester Nahrung gewöhnen (genaue Angaben auch hierfür im 10-Tages-Plan, Seite 137).

● Alle *drei* Phasen gehören fest zu Ihrem Heilfastenprogramm, nicht nur die reinen Fastentage!

Mit besonderem Nachdruck seien Ihnen die Aufbautage ans Herz gelegt: Wenn Sie sie nicht beachten, kann es möglicherweise zu schweren Komplikationen (z. B. Magen- und Darmkrämpfe, Kreislaufzusammenbruch oder gar Darmverschluß) kommen. Zumindest aber schnellt Ihr Gewicht von einem Tag zum anderen drastisch wieder nach oben.

Wenn Sie auf den Einstimmungstag verzichten, laufen Sie Gefahr, das Umschalten des Organismus zu verzögern. Die Fettpolster reduzieren sich dann nicht so rasch wie erhofft, und möglicherweise kommt es doch zu unangenehmen Hungerfühlen während der ersten Tage.

Die Dauer des selbständigen Heilfastens ist im Heilfasten-Leitfaden dieses Buches auf zehn Tage begrenzt. Nach Abzug des Einstimmungstags und der in diesem Fall drei Aufbautage bleiben sechs reine Fastentage übrig.

Die Länge dieser reinen Fastenzeit können Sie je nach persönlicher Situation verkürzen oder verlängern.

▷ Wollen Sie verkürzen, dann höchstens um einen Tag, also auf fünf Tage. Fünf Tage sind erfahrungsgemäß die

Minimalzeit für ein wirksames Heilfasten; die Aufbauzeit von drei Tagen und den Einstimmungstag aber unbedingt beibehalten!

▷ Wollen Sie die reine Fastenzeit ausdehnen, weil Sie sich phantastisch fühlen und noch ein bißchen mehr Gewicht verlieren wollen, sollten Sie sich am siebten Tag von einem Fastenarzt untersuchen lassen – einfach zur Sicherheit.

Auf keinen Fall aber sollten Sie die reine Fastenzeit eigenmächtig auf mehr als zehn Tage ausdehnen! Es wäre Leichtsinn.

Was ist konkret zu tun?

Vor Fastenbeginn sind als erstes jene Voraussetzungen zu schaffen, die in den Checklisten auf Seite 110 aufgeführt sind. Daraus ergibt sich als wichtigster Punkt: Sicherstellung des ungestörten Verlaufs der Fastenzeit.

Als zweites gilt es, die nötigen Dinge, wie Geräte, Wäsche usw., zu besorgen bzw. bereitzulegen, die Sie während des Heilfastens brauchen (siehe Checkliste Seite 110).

Was *während* des Heilfastens konkret zu tun ist, gliedert sich in **Unbedingt notwendig,** das Sie auf keinen Fall weglassen oder versäumen dürfen, **Wichtig,** das – wenn Sie es durchführen – den problemlosen Verlauf des Heilfastens gewährleistet, und **Hilfreich,** das dazu beiträgt, das Heilfasten zu einem angenehmen und tiefgehenden Erlebnis zu machen:

Unbedingt notwendig:	regelmäßige eingeleitete Darmentleerung; Trinken der Fastengetränke (mindestens zwei Liter pro Tag!); für Menschen mit zu

	niedrigem Blutdruck: bewußtes, langsames Aufstehen nach jedem Liegen.
Wichtig:	Bewegung; Entspannungsübungen; Atemübungen; zusätzliche Maßnahmen zur Unterstützung des Organismus; erweitertes Körperpflegeprogramm; Besinnung.
Hilfreich:	Gymnastik; Sport; Meditation; kreatives Gestalten; Tagebuch führen (siehe dazu die detaillierten Erläuterungen in den folgenden Kapiteln).

Genußgifte und Gewohnheitsmedikamente

Genußgifte wie Nikotin, Alkohol, Koffein und die selbstverordneten Gewohnheitsmedikamente wie Kopfschmerztabletten, Entwässerungs- und Abführtabletten, Aufputsch- und Schlafmittel etc. sind während des Fastens besonders schädlich für den Organismus. Sie sollten Sie allesamt weglassen; auf jeden Fall die Gewohnheitsmedikamente. Sie benötigen sie nicht. Ihr Abführmittel ist der Einlauf, der auch gegen Kopfschmerzen wirkt; gegen Schlafstörungen haben Sie Entspannungsübungen.

Wenn Ihnen der Verzicht zum Beispiel auf Zigaretten unmöglich erscheint, schränken Sie den Konsum wenigstens drastisch ein. Die Gesamtsituation hilft Ihnen dabei: Alle Bereiche von Körper und Seele werden so gründlich gereinigt, daß Sie wahrscheinlich die verunreinigende Wirkung des Rauchens ohnehin als störend empfinden. Und wer erst einmal das »Ideal der Reinheit« entdeckt hat, wird vielleicht sogar seine Sucht – wenigstens vorübergehend – ablegen können.

Konkrete
Maßnahmen

Um das Heilfasten auch praktisch zu dem werden zu lassen, was es theoretisch verspricht, muß man Körper, Seele und Geist in diesem vielschichten Prozeß mit verschiedenen Maßnahmen, Techniken und Verhaltensweisen unterstützen.

Regelmäßige Darmentleerung

Die meisten Gift- und Schlackenstoffe scheidet der Körper während der Fastenzeit über den Darm aus. Er muß deshalb in regelmäßigen Abständen (mindestens alle zwei Tage) gründlich geleert werden. Der Darm tut das jedoch nicht in ausreichendem Maß von allein: Die Darmentleerung muß von Ihnen eingeleitet werden.

● Das muß sein! Bei ungenügender Darmentleerung (Gefahr der Rückvergiftung des Organismus) treten Beschwerden auf: Kopfschmerz, Schwäche, Depression.

Die erste eingeleitete Darmentleerung erfolgt am Morgen des ersten reinen Fastentages. Sie kann auf verschiedene Weise durchgeführt werden.

Einlauf

Beim Einlauf leitet man einen halben Liter lauwarmes Wasser mittels eines Einlaufgeräts (Irrigator) durch den

After in den Darm. Er wird dadurch zur Entleerung angeregt und gründlich durchgespült.

▷ Der Irrigator besteht aus einem Ein-Liter-Gefäß, einem Becher mit Auslauftülle kurz über dem Boden, einem Gummischlauch, einem Zwischenstück mit Absperrhahn und zwei Einführrohren (dick und dünn).

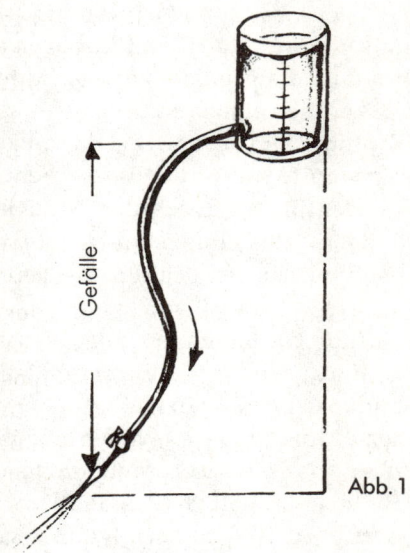

Abb. 1

▷ Als erstes muß der Irrigator aus diesen Einzelteilen zusammengesetzt werden (siehe Abb. 1); das Teil mit dem Absperrhahn gehört zwischen Schlauchende und Einführrohr; der Absperrhahn wird geschlossen.

▷ Danach wird der Becher mit etwas mehr als einem halben Liter körperwarmem, reinem Leitungswasser (ohne irgendwelche Zusätze) gefüllt.

▷ Man stellt oder hängt den Becher nun so, daß zum

Einführrohr am Ende des Schlauchs ein Gefälle entsteht, damit das Wasser abfließen kann.

▷ Nun wird der Schlauch entlüftet, das heißt, man öffnet den Absperrhahn, bis am Einführrohr Wasser austritt, und schließt ihn wieder.

▷ Zum eigentlichen Einlauf kann man verschiedene Körperhaltungen einnehmen: stehend mit leicht gegrätschten Beinen vorgebeugt; Hockstellung; sogenannte »Demutshaltung« auf Knien und Ellbogen abgestützt. Diese Haltung ist die geeignetste, auch wenn sie einem zunächst befremdlich erscheint.

▷ Nun wird das Einführrohr (in der Regel das dicke, nur wer sich sehr verkrampft, sollte das dünne benutzen) etwa acht bis neun Zentimeter durch den After in den Darm eingeführt (dabei entspannen und leicht – wie beim Stuhlgang – mit der Darmmuskulatur gegendrükken).

▷ Jetzt den Hahn öffnen, die Bauchmuskulatur entspannen, ruhig atmen und warten, bis das Wasser vollständig nach 30 bis 45 Sekunden eingelaufen ist.

Nach zwei bis zehn Minuten wird sich ein Gefühl wie Stuhldrang einstellen; dann entleert sich zunächst ein Teil des Wassers. Bis zu einer halben Stunde später stellt sich erneut Stuhldrang ein, und nun erfolgt die eigentliche Entleerung des Darminhalts in jaucheartiger Beschaffenheit. Danach sollte man sich 20 Minuten lang hinlegen, sich warm halten und ausruhen.

● Der Einlauf ist die schonendste und gleichzeitig gründlichste Methode der Darmentleerung. Er ist auch zur täglichen (mindestens jedoch zweitäglichen) Anwendung während der reinen Fastenzeit zu empfehlen.

Die Vorgehensweise beim Einlauf wurde deshalb so detailliert beschrieben, damit Sie die (wahrscheinlich vorhandene) Scheu vor dieser Methode verlieren. Alle erfahrenen Fastenärzte halten sie für die beste, wirksamste, gesündeste und sogar angenehmste. Es kann vorkommen, daß sich nach dem Einlauf im Darm überhaupt nichts regt. Wenn das so ist, dann haben Sie in der letzten Zeit wahrscheinlich zu wenig Flüssigkeit zu sich genommen, und der Körper hat die Gelegenheit genutzt, über die Darmwände endlich seinen Durst zu stillen: Er hat das eingelaufene Wasser also einfach aufgesaugt. Wiederholen Sie den Einlauf.

Salinische Darmberieslung

Manche Fastenärzte empfehlen, den Einlauf grundsätzlich durch eine sogenannte salinische Darmberieslung zu ergänzen. Dazu trinkt man *vor* dem Einlauf eine salinische Lösung. Sie besteht aus einem Viertelliter Wasser oder Kräutertee, in dem ein gestrichener Teelöffel Bittersalz oder ein gehäufter Teelöffel F. X.-Passage-Pulver (Fa. Meyer) – beides in der Apotheke erhältlich – aufgelöst sind.

Die salinische Darmberieslung reinigt auch die höher gelegenen Darmbereiche, die vom Einlauf nicht erreicht werden, und entgiftet Magen, Leber und Galle.

Glaubersalz

Beim Glaubern werden 30 Gramm Glaubersalz in einem halben Liter lauwarmem Wasser aufgelöst (besonders große Menschen benötigen 40 Gramm auf drei Viertel Liter Wasser) und dann auf einmal getrunken. Zur Geschmacksverbesserung (der Trunk schmeckt sehr bitter) kann man ein paar Spritzer Zitronensaft hinzufügen. Danach, ebenfalls gegen den bitteren Geschmack im Mund, sollte man Kräutertee trinken.

In den nächsten ein bis drei Stunden kommt es mehrmals zur durchfallartigen Entleerung des Darms. Dabei können Bauchzwicken und leichte Magenkrämpfe auftreten, die aber nicht gefährlich, nur unangenehm sind.

Glaubern bedeutet eine chemische Reizung des gesamten Verdauungstrakts, die nicht gerade als gesund bezeichnet werden kann. Es ist deshalb für die zweitägliche Darmentleerung während der reinen Fastenzeit *nicht* geeignet.

Sauerkrautsaft und Buttermilch

Bei topgesundem Darm, der allerdings selbst bei jungen Leuten sehr selten ist, genügt eventuell die Anregung des Darms mittels einem Achtelliter Sauerkrautsaft oder Buttermilch, morgens nach dem Aufstehen getrunken. – Die Darmentleerung erfolgt nach etwa einer halben Stunde.

● Diese Methode – wenn sie funktioniert! – eignet sich zur zweitäglichen Anwendung während der reinen Fastenzeit.

Falls sie jedoch nicht funktioniert, sollte man einen Einlauf vornehmen.

Hinweis: Jede Art der eingeleiteten Darmentleerung kann die Wirkung der Antibabypille beeinträchtigen!

Erweiterte Körperpflege

Auch über die Haut werden während des Fastens auffallend viele Giftstoffe ausgeschieden. Körperpflege gewinnt deshalb an Wichtigkeit und entspricht auch dem eigenen Bedürfnis; außerdem macht es Freude, dem Körper auch in dieser Hinsicht besondere Aufmerksamkeit zu schenken.

Trockenbürstenmassage

Das erweiterte Körperpflegeprogramm beginnt bereits am Morgen vor dem Duschen mit einer Trockenbürstenmassage. Sie bringt Ihren Kreislauf in Schwung. Dazu benötigen Sie eine mittelharte Körperbürste mit Naturborsten oder einen Sisalhandschuh. Gehen Sie gemächlich ans Werk und bürsten Sie in sanft kreisenden Bewegungen; immer von außen zur Körpermitte, dem Herzen zu. Beginnen Sie mit dem linken Bein vom Fuß zum Schenkel hinauf, danach bürsten Sie das rechte Bein in derselben Weise; wenden Sie sich dann dem linken Arm zu, und zwar vom Handgelenk zur Schulter hinauf, und wiederholen Sie das am rechten Arm. Den Rumpf bürsten Sie, ebenfalls in kreisenden Bewegungen, zum Herzen hin. Jetzt ist die Haut wunderbar durchblutet, und im Körper breitet sich wohlige Wärme aus.

Warm- und Kaltdusche

Sie ist am Morgen unbedingt anzuraten, abends nur, wenn man Lust dazu hat. Seifen Sie sich unter warmem Wasser gründlich ab, und beenden Sie die Prozedur mit einer kurzen kalten Dusche von den Füßen zum Herzen hin.

Wenn Sie vorher trockengebürstet haben, dürfte die kalte Dusche nicht allzuviel Überwindung kosten.

Achtung: Vollbäder über 37°C sind beim selbständigen Heilfasten absolut **verboten**! Sie sind eine zu große Belastung für das Herz (lauwarme Vollbäder siehe Seite 91).

Körperpflege

Haut: Nach dem Duschen benutzen Sie am besten ein gutes Körperöl auf natürlicher Basis, zumindest aber eine Feuchtigkeitslotion, denn die Haut neigt während des Fastens zu Trockenheit. Nutzen Sie diese Hautpflege, sich einmal richtig durchzuwalken; das fördert auch die Durchblutung.

Ein mildes Deo schadet nicht – es ist nötig!

Gesicht: Reinigen und cremen Sie die Gesichtshaut wie gewohnt, aber besonders sorgfältig. Benutzen Sie möglichst eine Hautcreme auf natürlicher Basis. Während des Heilfastens sollten Sie auf Make-up und Puder verzichten.

Mund und Zähne: Wegen der Beläge auf Zähnen, Zahnfleisch und Zunge sollte man sich die Zähne besonders oft putzen und – wenn man möchte – ein Mundwasser benutzen. Auch die Zunge sollte mit der Zahnbürste bearbeitet werden, um die Beläge, die sich dort bilden und für den schlechten Mundgeruch mitverantwortlich sind, in Grenzen zu halten.

Spröde Lippen, die während des Heilfastens entstehen können, massiert man mehrmals sanft mit der Zahnbürste und behandelt sie anschließend mit einem Pflegestift.

Unterwäsche: Tragen Sie während des Heilfastens unbedingt Unterwäsche aus reiner Baumwolle. Sie saugt die Ausscheidungen der Haut viel besser auf als Wäsche aus Kunstfasern.

Kreislaufstimulationen

Der Blutdruck sinkt während des Heilfastens, und das bedeutet für viele, daß der Kreislauf labil wird. Man sollte ihm in jedem Fall besondere Aufmerksamkeit widmen und sein Verhalten danach ausrichten.

Mit folgenden Verhaltensregeln und Maßnahmen läßt sich der Kreislauf stützen bzw. anregen. Es empfiehlt sich, Gebrauch davon zu machen, auch wenn man von Kreislauflabilität eigentlich nicht viel spürt.

Richtiges Aufstehen aus dem Liegen

▷ Nach dem Aufwachen bleiben Sie zunächst liegen und wecken Ihre Gliedmaßen: Rekeln Sie sich genüßlich, dehnen und strecken Sie Arme, Beine und den ganzen Körper, gähnen Sie laut und stöhnen Sie nach Herzenslust.

▷ Wenn Sie das Gefühl haben, nun sei Ihr ganzer Körper wach, rollen Sie sich langsam auf die Seite. Dabei atmen Sie tief und ganz bewußt.

▷ Dann richten Sie sich auf, stellen die Füße auf den Boden und stehen – mit rundem Rücken und vorgeneigtem Oberkörper – auf.

▷ Nun richten Sie Ihre Wirbelsäule langsam – Wirbel für Wirbel – auf, nehmen die Schultern locker zurück und atmen ein paarmal tief durch.

Diese Art des Aufstehens sollten Sie immer praktizieren, wenn Sie gelegen haben, also auch nach Bodengymnastik, Meditation im Liegen und einfachem Ausruhen (in diesen Fällen freilich ohne Rekeln und Gähnen).

Gymnastik während des Aufstehens

Falls Sie ohnehin unter zu niedrigem Blutdruck leiden,

sollten Sie ihn bereits während des Aufstehens mit leichter Gymnastik in Schwung bringen:

▷ Noch im Bett liegend, heben Sie die Beine und fahren in der Luft Rad.

▷ Auf der Bettkante sitzend, lassen Sie den Kopf baumeln und rollen ihn dann über die rechte Schulter in den Nacken und über die linke zurück (dreimal).

▷ Lassen Sie dann die Schultern ein paarmal kreisen, daß es im Schultergürtel richtig schön knackt. Das lokkert die Nackenmuskulatur und läßt – neben dem Blut – auch die übrigen Energieströme fließen.

Gymnastik nach dem Aufstehen

Leichte gymnastische Übungen am weitgeöffneten Fenster wirken besonders anregend auf Kreislauf und Laune:

▷ Kniebeugen: Sie stehen aufrecht, strecken die Arme vor der Brust aus und gehen dann – bei möglichst gerade gehaltenem Oberkörper – soweit wie möglich in die Knie, ohne die Fersen vom Boden zu heben.

▷ Armekreisen: Strecken Sie die Arme seitwärts aus und beginnen Sie, mit ihnen kleine, allmählich größer und größer werdende Kreise zu beschreiben: höchstens eine Minute.

▷ Danach laufen Sie noch ein wenig locker auf der Stelle – und dann Richtung Badezimmer.

Dort können Sie die Kreislaufanregung mit Trockenbürstenmassage und Warm- und Kaltdusche fortsetzen (siehe Seite 77).

Verhalten bei Müdigkeit

Wenn Sie sich während des Heilfastens müde und abgeschlagen fühlen, obwohl Sie gut und ausreichend ge-

schlafen haben, dann liegt das wahrscheinlich am Blut-
druckabfall.

Legen Sie sich dann möglichst nicht sofort nieder.
Versuchen Sie statt dessen, Ihren Kreislauf durch einen
Spaziergang oder ein paar Gymnastikübungen (siehe
Seite 83) anzuregen. Ruhen können Sie ja danach.

Ruhe und Bewegung

Heilfasten ist ein ganzheitliches Geschehen. Das bedeutet einerseits, daß es alle Ebenen unserer Persönlichkeit
einbezieht, andererseits aber auch eine Reihe gegensätz-
licher Elemente beinhaltet. Zum Beispiel die beiden Seiten der inneren Fasten-Haltung: Loslassen und Sich-
Einlassen, die erfreulichen und die unerfreulichen
Aspekte der praktischen Durchführung oder auch den
Stimmungsgegensatz von Melancholie und Euphorie.

Zu diesen Gegensätzen zählen auch die Elemente Ruhe
und Bewegung. Beide spielen eine wesentliche Rolle, und
beide sind gleich wichtig: für den Körper ebenso wie für
die Seele. Beiden sollte man sich deshalb bewußt zuwenden und dafür sorgen, daß sie zu ihrem Recht kommen.
Und beide sollte man genießen; Bewegung macht Spaß,
aktiviert den Organismus und hebt die Stimmung. Aber
ebenso erquickend und befriedigend kann die Ruhe sein.

Ruhe

▷ Nach dem Mittagessen sollten Sie sich für mindestens
eine Stunde hinlegen und ruhen oder schlafen. Diese
Mittagsruhe sollten Sie, wenn irgend möglich, täglich
einhalten. (Für Berufstätige: wenigstens sich zurückziehen und abschalten.)

▷ Ebenso wichtig ist die Nachtruhe. Gehen Sie früh zu Bett und vermeiden Sie am Abend auf- und anregende Zerstreuung wie Fernsehen, Kriminalromane lesen, Illustrierte durchblättern und ähnliches. Bereiten Sie sich statt dessen durch Meditation oder Entspannungsübungen (siehe Seite 93) oder ein Fußbad (siehe Seite 92) auf die Nachtruhe vor. Als Einschlafhilfen empfehlen sich Entspannungsübungen oder Autogenes Training (siehe Seite 96). Falls Sie nachts aufwachen, versuchen Sie herauszufinden, ob ein Traum die Ursache war. Wenn ja, versuchen Sie, sich so genau wie möglich zu erinnern, was in dem Traum geschah, und schreiben Sie ihn auf. Können Sie danach trotz Einschlafhilfen nicht wieder zur Ruhe kommen, nehmen Sie es als Zeichen dafür, daß die Gedanken, die Ihnen durch den Kopf gehen, auch gedacht werden *sollen.* Ihre Seele will es so!

▷ Generell gilt: Geben Sie ihrem Ruhebedürfnis, das in den ersten Tagen stark sein könnte, ruhig nach. Aber prüfen Sie, ob nicht der Kreislauf daran schuld ist; dann hilft eher Bewegung.

Bewegung

▷ Pflegen Sie ganz bewußt die Bewegung: Mindestens einmal pro Tag sollten Sie einen Spaziergang machen (Länge je nach Bedürfnis).

▷ Generell sollten Sie viel gehen und die üblichen Bewegungsverhinderer, wie Lift und Auto, meiden.

▷ Wenn Sie täglich Sport, Joggen oder Aerobic betreiben, tun Sie das auch getrost während des Heilfastens; aber verzichten Sie auf Rekordversuche.

▷ Zusätzliche einfache Gymnastik, wie im folgenden Kapitel beschrieben, rundet Ihr Bewegungsprogramm ab.

Gymnastik

Durch das Heilfasten wird das Bindegewebe nicht nur entwässert und entschlackt, sondern auch gestrafft.

Mit folgenden Übungen tragen Sie zusätzlich zur Gewebestraffung an Ihren Problemzonen bei, ganz zu schweigen von der Ankurbelung Ihres Kreislaufs. Legen Sie aber – und das gilt besonders für Ungeübte – keinen übertriebenen sportlichen Ehrgeiz in die Übungen, sondern spüren Sie genau hin, wie weit Sie in welchem Tempo gehen dürfen. Richten Sie Ihren Ehrgeiz auf die *Regelmäßigkeit*, mit der Sie Gymnastik treiben.

Halten Sie während der Gymnastik nicht die Luft an; achten Sie auf ein möglichst gleichmäßiges Atmen. Als Faustregel gilt:

▷ einatmen, wenn Sie die Muskeln anspannen

▷ ausatmen, wenn Sie sie entspannen

Übungen für eine festere Brustmuskulatur

Diese Gymnastik können Sie schnell einmal zwischendurch machen; sie festigt den Brustmuskel, der bei Frauen verhindert, daß sich die Brust senkt.

▷ Halten Sie beide Arme locker angewinkelt vor dem Oberkörper. Die linke Hand umfaßt das rechte Handgelenk, die rechte Hand das linke Handgelenk. Nun drücken Sie beide Arme rhythmisch etwa 30mal gegeneinander. Dabei spannt sich im selben Rhythmus der Brustmuskel an (Abb. 2).

▷ Beide Arme werden gerade nach vorn gestreckt, die Handflächen zeigen nach unten. Bewegen Sie Ihre gestreckten Arme abwechselnd 30mal auf und ab, wobei Ihre Bewegungen immer schneller werden (Abb. 3).

Brust

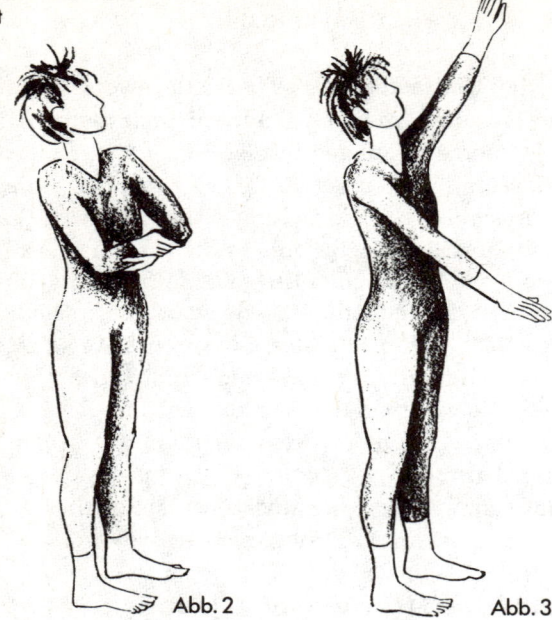

Abb. 2   Abb. 3

Übungen für einen strafferen Bauch

▷ Legen Sie sich flach auf den Rücken und verschränken Sie die Arme im Nacken. Heben Sie Ihren Oberkörper nun langsam an, bis Sie in der Sitzposition sind, und senken Sie ihn wieder, bis Sie liegen. Die Beine sind dabei leicht angewinkelt, um das Rückgrat zu entlasten (wichtig!). Wenn die Bauchmuskeln zu sehr schmerzen, schieben Sie Ihre Füße unter ein geeignetes Möbelstück (Schrank, Sofa). Sollte die Übung Ihnen auch dann noch als undurchführbar erscheinen, verlagern Sie Ihren Schwerpunkt weiter zur Körpermitte hin, indem Sie die Arme vor die Brust oder sogar neben die Schenkel legen – viermal (Abb. 4).

Bauch

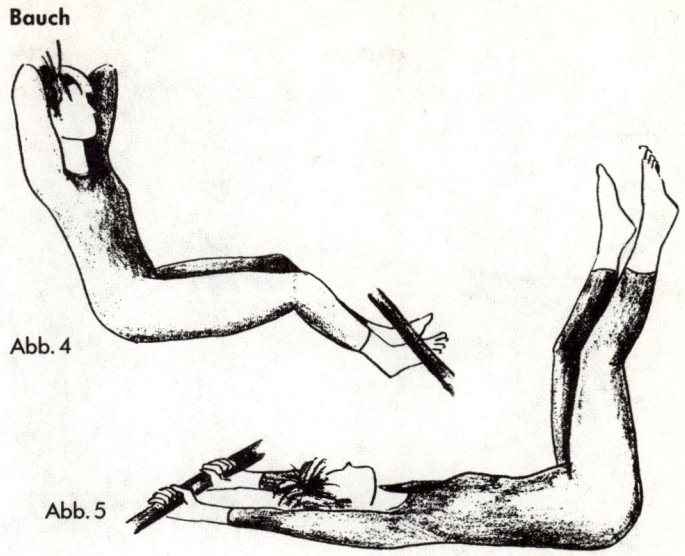

Abb. 4

Abb. 5

▷ Für die zweite Übung legen Sie sich ebenfalls flach auf den Rücken. Strecken Sie die Arme über den Kopf und greifen Sie mit den Händen unter ein Möbelstück. Nun heben Sie die leicht angewinkelten Beine langsam in die Senkrechte und senken sie genauso langsam wieder – viermal (Abb. 5).

Übungen für schlankere Hüften

▷ Knien Sie sich hin; die Fußspitzen sind gestreckt. Die Arme werden locker vor dem Oberkörper ausgestreckt, bevor Sie sich mit Schwung links neben Ihre Fersen setzen, wieder auf die Knie kommen und sich dann rechts neben Ihre Fersen setzen – zehnmal (Abb. 6).
▷ Sie stellen sich gerade hin und ziehen ein Knie hoch; die Fußspitzen zeigen nach unten. Halten Sie das Knie

Hüften

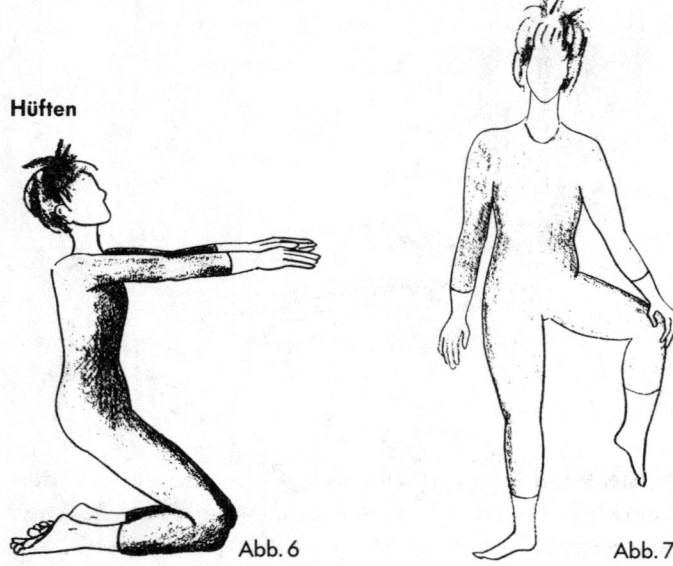

Abb. 6

Abb. 7

mit einer Hand fest (mit der anderen können Sie sich an der Wand abstützen, wenn Sie Schwierigkeiten haben, auf einem Bein zu stehen) und führen Sie es zur Seite und wieder zurück vor den Körper. Führen Sie diese Übung mit jedem Bein zehnmal aus (Abb. 7).

Übungen für einen festeren Po

▷ Setzen Sie sich auf den Boden; die Beine sind ausgestreckt und leicht gegrätscht, die Hände im Nacken verschränkt. Schieben Sie nun abwechselnd das rechte und das linke Bein aus der Hüfte heraus vor. Auf diese Weise bewegen Sie sich – wenn auch im Schneckentempo – vor- und rückwärts durch den Raum. Machen Sie insgesamt 30 »Schritte« (Abb. 8).

Po

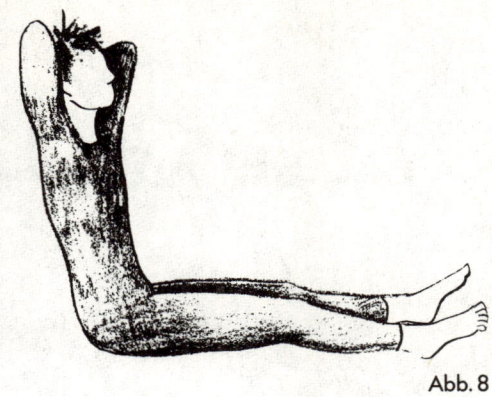

Abb. 8

▷ Sie legen sich auf die linke Seite und stützen den Oberkörper auf den linken Ellbogen und Unterarm; mit der rechten Hand stützen Sie sich in Höhe des Bauchs auf dem Boden ab. Nun heben Sie das rechte Bein langsam seitlich an, so hoch Sie können, und senken es genauso langsam wieder. Achten Sie darauf, daß Sie dabei wirklich in der Seitenlage bleiben, das Becken also nicht nach hinten kippt. Wiederholen Sie diese Übung 15mal, bevor Sie sie auch mit dem rechten Bein ausführen (Abb. 9).

Übungen für schönere Beine

▷ Diese Übung trainiert speziell die Schenkel. Setzen Sie sich dazu auf den Boden, strecken Sie die Beine aus und stützen Sie sich mit beiden Händen seitlich hinter dem Körper ab. Nun heben Sie beide Beine etwa einen halben Meter vom Boden ab, spreizen sie weit auseinander, klappen sie mit Schwung wieder zusammen und senken sie zurück auf den Boden – sechsmal (Abb. 10).

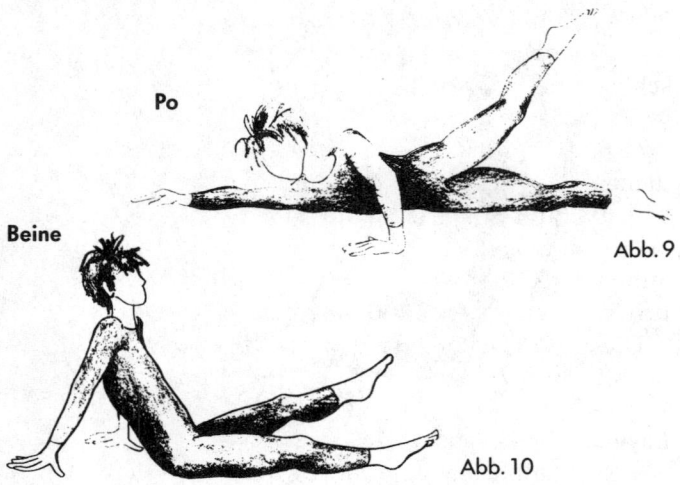

Po

Beine

Abb. 9

Abb. 10

▷ Folgende Übungen für schönere Beine lassen sich auch sehr gut in den Alltag integrieren:

● Meiden Sie Rolltreppen und Fahrstühle; steigen Sie Treppen.

● Fahren Sie Rad, entweder auf dem Fahrrad oder imaginär in der Luft.

● Tanzen Sie öfter einmal zu Ihrer Lieblingsmusik.

Sollten Ihnen diese Übungen nicht genügen, besorgen Sie sich ein gutes Gymnastikbuch mit Abbildungen (siehe auch Literaturhinweise Seite 173).

Bewußtes Atmen

Auf bewußtes und ruhiges Atmen sollte man während des Heilfastens aus mehreren Gründen besonders achten:

▷ Es reinigt die Lunge von gasförmigen Giftstoffen.

▷ Es massiert die Bauchorgane und hilft bei der Entschlackung.

▷ Es fördert die Durchblutung.

▷ Es wirkt entspannend und kann als Einschlafhilfe dienen.

▷ Es veranlaßt uns – wenn man es erst einmal bewußt wahrgenommen hat – zu einer manchmal nachdenklich stimmenden Rückbesinnung auf das elementare Grundprinzip allen Lebens: den Rhythmus.

Diese Wirkungen können Sie durch spezielle Übungen noch erhöhen.

Rhythmisches Atmen (entkrampfend)
Bei Spaziergängen in guter Luft (Park, Wald, auf dem Land) gehen Sie locker und gleichmäßig, nicht hastig; atmen Sie vier Schritte ein und sieben Schritte aus. Das ist kein Druckfehler: Das Ausatmen soll tatsächlich länger durchgehalten werden als das Einatmen. Unser Leben ist normalerweise vom Prinzip Aufnehmen beherrscht (siehe Seite 50), beim Atmen also vom Einatmen. Es ist tatsächlich so, daß wir im Alltag kaum noch richtig, das heißt vollständig ausatmen. Heilfasten bietet die Gelegenheit, uns diesem vernachläßigten Vorgang des Ausatmens wieder bewußt zuzuwenden, ihn gewissermaßen zu üben. Aus- und Einatmen sollten fließend ineinander übergehen.

Reinigungsatmen (lungenentgiftend)
Sie stehen leicht gegrätscht und atmen normal durch die Nase ein; während Sie langsam ausatmen, beugen Sie den Oberkörper vor und lassen ihn nach unten hängen; die Arme baumeln. Schütteln Sie dann kräftig die Schul-

tern und stoßen Sie hörbar (mit dem Ton »pf, pf, pf ...«) den restlichen Atem aus. Beim Einatmen richten Sie sich wieder auf, Wirbel für Wirbel. Atmen Sie ein paarmal normal, bevor Sie die Übung wiederholen.

Bauchatmen (Bauchorgane massierend und beruhigend)
Sie liegen entspannt auf dem Rücken. Legen Sie beide Handflächen so auf Ihren Bauch (unterhalb des Nabels), daß jeweils beide Zeigefinger und Daumen einander berühren und dabei den Nabel umschließen. Atmen Sie tief durch die Nase ein, und zwar dorthin, wo Ihre Hände liegen: Die Bauchdecke wölbt sich nach oben. Ausatmen durch den Mund, wobei Sie den Bauch leicht einziehen und spannen. Beim erneuten Einatmen löst sich die Spannung von selbst. Konzentrieren Sie sich bei dieser Übung auf Ihren Atem, Ihren Bauch und Ihre Hände.

Entspannungsatmen (als Einschlafhilfe)
Sie liegen auf dem Rücken, die Arme locker neben dem Körper. Lassen Sie Ihren Atem ruhig und bewußt durch die Nase ein- und ausströmen. Mit jedem Ausatmen lassen Sie sich tiefer und tiefer auf die Unterlage sinken. Konzentrieren Sie sich dabei ganz auf das Gefühl der zunehmenden Schwere Ihres Körpers.

Naturheilkundliche Anwendungen

Während des Heilfastens haben Leber, Niere und Haut mehr als sonst an Giftstoffen auszuscheiden. Hier können und sollten Sie zusätzlich zu den bisher beschriebenen Maßnahmen und Übungen mit ein paar einfachen Anwendungen aus der Naturheilkunde, die sich beim

selbständigen Heilfasten bewährt haben, gezielte Hilfestellung geben.

Leberwickel oder -packung (zur Anregung und Durchblutung der Leber)
Sie tauchen ein Frottee- oder Leinenhandtuch zu einem
Drittel in heißes, nicht kochendes, Wasser und wringen
es aus. Diesen feucht-heißen Teil legen Sie sich in Höhe
der Leber auf den Leib (sie befindet sich unmittelbar
unter dem rechten Rippenbogen), darauf noch eine gut
warme Wärmflasche und den trockenen Teil des Hand-
tuchs. Damit legen Sie sich ins Bett und decken sich gut
zu.
   Bleiben Sie mindestens eine Stunde lang liegen. Der
Leberwickel macht meist müde, weshalb Sie ihn am
besten (alle zwei Tage) während der Mittagsruhe oder,
wenn das nicht geht, abends anwenden sollten.

Trinken über den Durst (der Niere zuliebe)
Nehmen Sie möglichst viel Flüssigkeit, mindestens zwei
Liter pro Tag, zu sich (Tee und Mineralwasser). Das ist
das Beste, was Sie für Ihre Niere tun können! Sie erleichtern ihr die wichtige Entgiftungstätigkeit damit ganz
erheblich.

Lauwarmes Vollbad (zur Unterstützung der Entgiftung
über die Haut)
Legen Sie sich bis zum Hals in eine Wanne mit lauwarmem Wasser. Die Wassertemperatur darf 37° C nicht
übersteigen! (Wenn Ihnen das zu kühl ist, verzichten Sie
während des Heilfastens auf Vollbäder lieber ganz!)
Bleiben Sie zehn Minuten darin entspannt liegen. Danach stehen Sie auf und seifen sich von Kopf bis Fuß ab.

Nun legen Sie sich noch einmal zehn Minuten ins Wasser, duschen danach kurz lauwarm, trocknen sich gut ab und gehen ins Bett.

Ruhen Sie eine halbe Stunde. Das lauwarme Vollbad sollten Sie höchstens zweimal während der gesamten Fastenzeit anwenden. An diesem Tag keinen Leberwikkel!

Ansteigendes Fußbad (zur Stärkung der Selbstheilungskräfte)

Dazu stellen Sie eine knöchelhohe Plastikwanne oder eine andere Schüssel, in der Ihre Füße Platz haben, in die Badewanne und füllen Sie bis zum Rand mit warmem Wasser; zusätzlich halten Sie heißes Wasser bereit. Nun stellen Sie Ihre Füße in die Plastikwanne und gießen während der nächsten zwanzig Minuten immer wieder heißes Wasser nach, so daß die Wassertemperatur allmählich so weit ansteigt, daß Sie es gerade noch ertragen können.

Danach ist Ihr ganzer Körper durchwärmt.

Trocknen Sie Ihre Füße gut ab und gehen Sie sofort ins Bett. Das ansteigende Fußbad macht sehr müde, es entspannt und beruhigt und eignet sich deshalb gut zum Einschlafen.

Übungen für Seele und Geist

Heilfasten bedeutet Loslassen von der gewohnten Lebensführung. Das erhöht die Bereitschaft, sich – zumindest was die Unterstützung der körperlichen und seelischen Vorgänge betrifft – auch weniger bekannten Methoden zuzuwenden.

Die meisten der hier beschriebenen Übungen zielen auf seelische Entspannung, auf das Freiwerden psychischer Energien und auf eine größere Empfänglichkeit für die geistigen Kräfte. Sie machen sich die Untrennbarkeit von Körper, Seele und Geist, also die Ganzheitlichkeit der menschlichen Natur, zunutze und suchen ihr Ziel über körperliche Entspannung und gedankliche Konzentration zu erreichen. Wenn man sich ausreichend Ruhe und Zeit für sie nimmt, sind diese Übungen sehr wirksam.

Einfache Entspannungsübungen

▷ Sie sitzen locker auf einem Stuhl, ohne sich anzulehnen; während Sie sich gerade aufrichten, atmen Sie durch die Nase ein, bis Lungen und Bauch mit Luft vollgefüllt sind, und halten die Luft drei Sekunden lang an.

Dann legen Sie die Hände im Schoß locker ineinander, lassen die Luft ausströmen, sagen dabei »Ich bin ganz ruhig und entspannt«, lassen den Oberkörper in sich zusammensinken und mit dem letzten Rest des ausströmenden Atems die Arme seitwärts hinabgleiten. Alle Muskeln müssen deutlich entspannen.

Dann wieder durch die Nase einatmen und aufrichten, Luft anhalten und so fort; das Ganze insgesamt zehnmal wiederholen.

Diese Übung löst innere Verkrampfungen und gibt Gelassenheit und seelische Widerstandskraft.

▷ Sie sitzen aufrecht, ohne sich anzulehnen, auf einem Stuhl; suchen Sie die Haltung, bei der Ihr Oberkörper in der Senkrechten bleibt, auch wenn Sie alle Muskeln entspannen; das Kinn ist ein wenig gesenkt, so daß Hinterkopf und Rücken eine Linie bilden. Sie verschränken die Hände am Hinterkopf und drücken Kopf und Hände fünf Sekunden lang kräftig gegeneinander. Dann lassen Sie abrupt los und die Arme seitwärts fallen. Gleichzeitig entspannen Sie die Oberkörpermuskulatur bis in den Bauch hinein.

Das plötzliche Loslassen nach der Anspannung lockert Nacken- und Halsmuskeln und schafft Gedankenklarheit.

Übungen aus dem Yoga

Yoga ist ein alter indischer Weg zur Welterkenntnis und Heilsfindung. Es enthält neben vielen anderen auch Haltungsübungen, die den Energiefluß im Körper anregen und zur Harmonie bringen sollen. Diese Übungen tragen zur Selbstheilung und inneren Ruhe bei.

Setzen Sie sich bei diesen Übungen nicht unter Leistungs- oder Zeitdruck. Benutzen Sie eine rutschfeste und weiche Unterlage.

Der Fisch: Sie legen sich auf den Rücken und schieben die Hände mit den Handflächen nach unten unter den Po. Dann drücken Sie mit den Händen und den Unterarmen gegen den Boden, bis sich der Brustkorb vom Boden abhebt. Der Kopf, der in Bodenkontakt bleibt, rutscht dabei in den Nacken. Behalten Sie diese Stellung eine Weile bei.

Die Übung weitet den Brustkorb und erhöht das Lungenvolumen.

Fisch

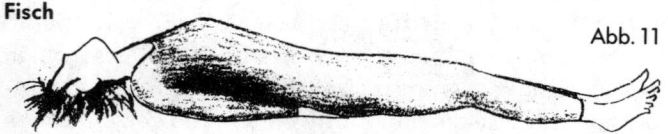

Abb. 11

Kobra

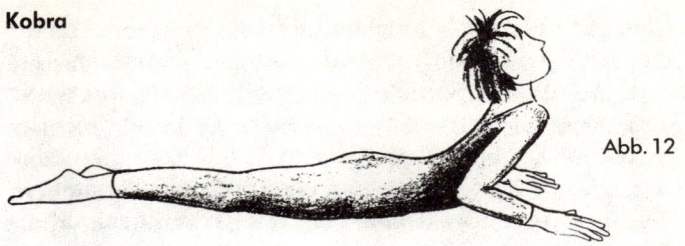

Abb. 12

Die Kobra: Legen Sie sich auf den Bauch. Die Beine liegen bis in die Fußspitzen ausgestreckt nebeneinander; die Stirn berührt den Boden; die Hände stützen Sie neben den Schultern leicht auf. Während Sie einatmen, heben Sie langsam den Kopf bis in den Nacken. Nun ausatmen und den Oberkörper hochdrücken, wobei der Bauch am Boden bleibt. Dann lassen Sie sich langsam in die Ausgangsstellung zurücksinken. Das Ganze einige Male wiederholen. Diese Übung kräftigt die Wirbelsäule und massiert die Unterleibsorgane.

Die Unterwerfung: Sie knien sich hin, setzen sich auf Ihre Fersen und kauern sich völlig zusammen, so daß Ihre Stirn den Boden berührt. Die Arme legen Sie dicht neben den Körper nach hinten, so daß die Hände mit den Handflächen nach oben neben den Füßen liegen. Lassen Sie nun die Schultern langsam sinken und atmen Sie ganz ruhig. Verharren Sie eine Weile so.

Diese Übung führt zu tiefer Entspannung.

Unterwerfung

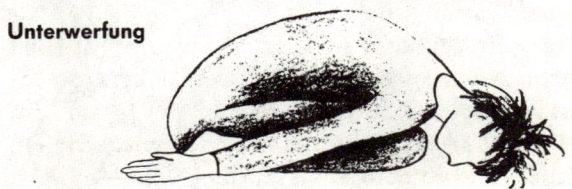

Abb. 13

Übungen aus dem Autogenen Training

Das Autogene Training wurde von dem deutschen Arzt J. H. Schultz als Methode zur Entspannung, Erholung und Leistungssteigerung entwickelt. Es beruht auf der Selbstbeeinflußung des Übenden durch das innere Vorsagen formelhafter Sätze und der intensiven Vorstellung der entsprechenden Bilder, die mit gedanklicher Konzentration auf die angesprochenen Körperteile kombiniert wird.

Die hier beschriebenen Übungen können sämtlich auch von Anfängern zu Hause durchgeführt werden.

Die Übungen bauen aufeinander auf. Erst wenn sich bei Ihnen das Schweregefühl (Ziel der ersten Übung) eingestellt hat, sollten Sie zur nächsten, also der Wärme-Übung, und dann erst zur Sonnengeflechts-Übung übergehen.

Setzen Sie sich auch hier nicht unter Leistungsdruck!

Bei allen Übungen liegen Sie auf dem Rücken, die Beine leicht gegrätscht nebeneinander, die Füße nach außen fallend, die Arme leicht angewinkelt zu beiden Seiten des Körpers; den Kopf legen Sie so, wie es Ihnen bequem ist, Augen und Mund sind geschlossen.

Schwere-Übung

▷ Ruhetönung: Nachdem Sie die beschriebene Haltung eingenommen haben, stellen Sie sich die Formel *Ich bin ganz ruhig* deutlich vor. Damit machen Sie sich das Ziel des gesamten Trainings bewußt.

▷ Gezielte Beeinflussung: Sie konzentrieren sich auf den rechten Arm, sagen im Geist die Schwere-Formel *Rechter Arm ist ganz schwer* und stellen sich Schwere im Arm vor. Die Formel sechsmal hintereinander wiederholen, dann wieder die Ruhetönungs-Formel *Ich bin ganz ruhig*, danach wieder sechsmal die Schwere-Formel. Diesen Wechsel mehrmals wiederholen.

▷ Zurücknahme: Die Übung beschließen Sie mit der Formel *Arme fest, tief Luft holen, Augen auf*, ebenfalls nur im Geist gesprochen, also ohne die Lippen zu bewegen. Sie ballen dazu die Fäuste, winkeln die Arme mehrmals an, tun einige tiefe Atemzüge und öffnen die Augen.

Nach mehrmaligem Üben wird sich das Schweregefühl, das sich im rechten Arm eingestellt hat, auch auf den linken Arm und schließlich auf den ganzen Körper übertragen. Sie ändern dann die Formel der gezielten Beeinflussung um in *Beide Arme sind schwer* bis hin zu *Der Körper ist ganz schwer*. Das gleiche gilt für die folgende Übung.

Wärme-Übung

▷ Ruhetönungs-Formel *Ich bin ganz ruhig* (einmal)

▷ Schwere-Formel *Rechter Arm ist ganz schwer*, sechsmal innerlich gesprochen

▷ Ruhetönungs-Formel (einmal)

▷ Gezielte Beeinflussung: Wärme-Formel *Rechter Arm ist ganz warm*, sechsmal hintereinander; dann einmal die Ruhetönungs-Formel; dann wieder sechsmal die Wärme-Formel usw.

▷ Zurücknahme-Formel *Arme fest, tief Luft holen, Augen auf*

Wenn Sie das Schwere- und das Wärmegefühl im ganzen Körper erreicht haben, können Sie zur Sonnengeflechts-Übung übergehen. Das Sonnengeflecht ist ein großes vegetatives Nervenzentrum in der Mitte zwischen Brustbein und Bauchnabel. Es ist wesentlich an der Steuerung der unbewußten Organfunktionen beteiligt.

Sonnengeflechts-Übung

▷ Ruhetönungs-Formel (einmal)

▷ Schwere-Formel (sechsmal)

▷ Ruhetönungs-Formel (einmal)

▷ Wärme-Formel (sechsmal)

▷ Ruhetönungs-Formel (einmal)

▷ Gezielte Beeinflussung: Sonnengeflechts-Formel *Sonnengeflecht ist strömend warm*, sechsmal hintereinander; dann einmal Ruhetönungs-Formel; wieder sechsmal Sonnengeflechts-Formel usw.

▷ Zurücknahme-Formel *Arme fest, tief Luft holen, Augen auf*

Geführte Meditation

Die geführte Meditation ist eine von dem (Fasten-)Arzt und Psychotherapeuten Rüdiger Dahlke entwickelte Methode zur Selbstheilung sowohl in körperlicher wie psychischer Hinsicht. Sie hat sich beim Heilfasten seit vielen Jahren bewährt.

Bei der Meditation liegen Sie wie beim Autogenen Training entspannt auf dem Rücken und hören eine spezielle Tonkassette ab (siehe Literaturverzeichnis). Die Stimme von der Kassette – unterlegt mit leiser Meditationsmusik, die die Entspannung fördert – führt Ihre bildliche Vorstellung und regt Sie zu einer Art Innenschau an, die Ihren inneren Arzt mobilisiert.

Sie können dabei diejenigen Bereiche Ihres Organismus und Ihrer Seele herausfinden, die besonderer Zuwendung bedürfen, und die Selbstheilungskräfte dorthinlenken.

Zur Unterstützung des körperlichen und seelischen Reinigungs- und Erneuerungsprozesses während des Heilfastens sind folgende Tonkassetten besonders geeig-

net: *Heilung / Der innere Arzt, Energie und Lebensfluß –
Atem, Geben und Nehmen – Darm* (siehe Literaturverzeichnis).

Kreatives Gestalten

Sie werden während verschiedener Phasen des Heilfastens ganz sicher Lust verspüren, etwas zu tun, das
Spuren hinterläßt, bei dem also etwas entsteht – was ja
bei den reinen Bewegungsaktivitäten, wie Gymnastik
oder Spaziergang, nicht der Fall ist. Es ist erstarkende
Schaffenskraft, die hier nach einem Betätigungsfeld,
nach einem Objekt sucht. In der Heilfastensituation
kommt es nun darauf an, zu verhindern, daß dieser
aufkommende Tätigkeitsdrang zu weit nach außen führt
und Sie wieder von sich selbst entfernt. Das gelingt am
besten, indem man diese Aktivität in Bahnen künstleri-
scher Betätigung, das heißt kreativen Gestaltens, lenkt.

Dabei kommt es nicht so sehr auf den ohnehin schwer
zu beurteilenden künstlerischen Wert des Resultats an,
sondern auf den Vorgang an sich. Das Gestalten, das
schöpferische Eingreifen in die vorgefundene Welt, ist
für den Menschen des abendländischen Kulturkreises
der befriedigendste Ausdruck seiner selbst. Im Werk, im
kreativen Gestalten, erfahren wir uns am stärksten. In
anderen Kulturkreisen, etwa im hinduistisch oder bud-
dhistisch geprägten asiatischen, ist das ganz anders.
Dort geht es nicht um die Veränderung der Welt, sondern
um das Einswerden mit ihr (siehe dazu die Tonkassette
von Graf Dürckheim, *Weg-Kultur im Osten, Werk-Kultur im Westen*). Unsere ganze Kultur samt ihren Errun-
genschaften und bedrohlichen Entwicklungen basiert

auf diesem Drang, sich im Werk zu erfahren. Selbst die Hektik unseres Alltags ist Ausdruck dieser Werk-Kultur, allerdings in einer verflachten und nicht mehr positiv wirksamen Form. Künstlerische Betätigung dagegen – vorausgesetzt, man entwickelt nicht auch dabei einen Streß erzeugenden Ehrgeiz! – gibt diesem gestalterischen Drang einen eher spielerischen Rahmen und richtet die gedankliche und seelische Konzentration auf die eigene Person.

Wenn Sie über irgendeine spezielle Fähigkeit oder Technik verfügen (Seidenmalerei, Töpfern, Hinterglas- oder Ölmalerei usw.), sollten Sie sie jetzt hervorkramen und sich ihr wieder zuwenden. Haben Sie sich aber bisher nie in Ihrem Leben künstlerisch betätigt, so sollten Sie es jetzt versuchen!

Künstlerische Beschäftigung jeglicher Art

▷ unterstützt das Loslösen vom Alltag

▷ bietet Gelegenheit, Farb- und Formerlebnisse konkret umzusetzen

▷ hilft der Seele beim Bearbeiten dessen, was sie möglicherweise freigibt

Die folgenden Anregungen sind nur eine kleine Auswahl dessen, was man auch ohne Vorkenntnisse künstlerisch tun kann.

Mandala-Ausmalen

Dazu brauchen Sie einen Mandala-Malblock und einen Kasten Buntstifte oder farbige Filzstifte. (Einen Malblock mit 72 der schönsten Mandalas aus dem Buch *Mandalas der Welt* von Rüdiger Dahlke, großformatig abgedruckt, können Sie über den Buchhandel beziehen. Man kann sich solche Mandala-Vorlagen aber auch selbst mit Zirkel und Lineal herstellen.)

Mandala

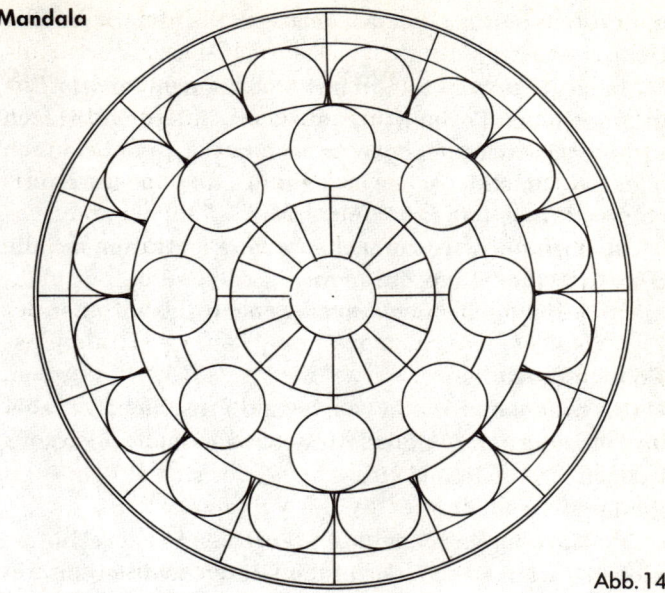

Abb. 14

Mandalas (indisch: Kreis) sind kreisförmige Symbole für göttliche Vollkommenheit (siehe Abbildung oben). Sie werden häufig als Meditationshilfe verwendet, da sie den Blick des Betrachters immer wieder zur Mitte lenken. Gedanken und Sinn richten sich dabei allmählich auf die eigene, innere Mitte des Betrachtenden.

Auch das farbige Ausmalen eines Mandalas hat diese Wirkung: Langsam richtet sich die innere Aufmerksamkeit auf die Mitte der eigenen Person. Von dort gewinnt man letztlich seine Ruhe und Kraft.

Malen mit Pinsel und Farbe
Sie brauchen dazu einen großen Malblock (DIN A2), zwei bis drei breite Borsten- oder Haarpinsel (15 – 25 mm) und

101

mindestens sechs Töpfchen flüssiger Plakatfarbe in den Grundtönen.

Malen Sie unbekümmert mit großzügigem Pinselstrich und flächigem Farbauftrag: abstrakt, indem Sie einfach farbige Flächen nebeneinandersetzen, gegenständlich oder figürlich (Menschen und Tiere), ohne sich um naturgetreue Wiedergabe zu kümmern.

Das hilft, sich freizumachen vom Kleinkram, schärft den Blick für tiefere Zusammenhänge und befreit blockierte Gefühle, die hier einen Weg nach außen finden.

Collagen gestalten

Dafür brauchen Sie statt Farbe und Pinsel einen Kleber und verschiedenes Material: Stoffreste, farbige Papiere, Zeitschriften, Metallfolien – alles, was sich auf ein Blatt Papier kleben läßt.

Die Materialien schneiden oder reißen Sie zurecht und kleben daraus das Werk auf dem Zeichenpapier zusammen: abstrakt, figürlich oder gegenständlich.

Das hilft, sich loszulösen vom Gewohnten, neue Möglichkeiten zu entdecken, überraschende Ansichten zu gewinnen und Dinge oder Probleme mit anderen Augen zu sehen.

Modellieren

Dazu brauchen Sie einen faustgroßen Batzen Ton oder Knet- bzw. Modelliermasse.

Das Modellieren aus einer knetbaren Masse ist die urwüchsigste, archaischste Art des Gestaltens überhaupt: Es geht um den schöpferischen Akt an sich. Nicht umsonst läßt die biblische Schöpfungsgeschichte Gott den Adam aus einem Erdklumpen formen.

Sie können die Skulptur, die Ihnen vorschwebt, allmählich aus dem ganzen Klumpen herausarbeiten oder Einzelteile davon (bei einer Figur Kopf, Rumpf etc.) gesondert vorformen und dann zusammensetzen. Tonskulpturen brennt der Töpfer, spezielle Modelliermasse auch der eigene Backofen.

Einem Klumpen Masse (eigentlich Erde) nach eigenen Vorstellungen Form zu geben, heilt Verletzungen der Seele und gibt Zuversicht und Selbstvertrauen.

Tagebuch führen

Es geschieht viel während des Heilfastens, äußerlich und innerlich. Es lohnt sich, ein Tagebuch zu führen. Aber dieses Tagebuch dient nicht vorrangig der Erinnerung, sondern ist in erster Linie Selbsthilfeinstrument.

Das Heilfastentagebuch unterstützt die körperlichen und seelischen Vorgänge während des Fastens: Organismus und Seele reagieren positiv auf diese gedankliche Zuwendung.

Wahrscheinlich erinnert Sie das Tagebuch an Jungmädchen- oder Jünglingszeiten, in denen die große Traurigkeit, die Verzweiflung über das Unverständnis der Erwachsenen, die erste Liebe, das erste vehemente Aufbegehren den geduldigen und verschwiegenen Seiten eines Tagebuchs anvertraut wurden. Und das Ansinnen, jetzt als erwachsener Mensch so etwas wiederholen zu sollen, mutet Sie seltsam an.

So unausgegoren, sentimental und unwichtig einem die pubertären Tagebuchergüsse auch erscheinen mögen, wenn man sie später, in reiferen Jahren wieder liest, so dokumentieren sie doch Fähigkeiten, die uns als »vernünftige« Erwachsene langsam abgewöhnt wurden und um die es schade ist:

▷ das Zulassen großer Gefühle und die Hingabe an sie

▷ das Zulassen auch des Leidens und der Lust am Leid

▷ den Mut, Vorfälle und Ereignisse rigoros nach dem eigenen, kraß subjektiven Maßstab zu bewerten und zu gewichten

▷ die Fähigkeit, die Reaktionen (und Aktionen) der eigenen Seele anzuschauen und sich mit ihnen auseinanderzusetzen, auch wenn das erschreckt oder weh tut

▷ und schließlich der Wille, sich zu äußern, das heißt, seine Gefühle zu zeigen

Das alles sind sehr wertvolle Fähigkeiten, die aber wenig gelten in unserer Welt, so daß wir sie abtun als Überbleibsel kindlicher Naivität und – vorsätzlich – verkümmern lassen. Große Gefühle stören das reibungslose Funktionieren unserer modernen Technologiegesellschaft: Sie werden ins Kino und in die Schnulzenrefrains verbannt; dort sind sie kontrollierbar. Das Leiden an Kränkungen, Verlusten, Enttäuschungen und unerfüllter Sehnsucht trägt den Stempel des Gesellschaftlich-Unerwünschten. »Cool« sein ist gefragt, denn cool ist gleich stark. Wer leidet ist schwach, und das ist – neben der Erfolglosigkeit – das Schlimmste was einem passieren kann.

Heilfasten jedoch bedeutet Abkehr vom Alltag und seinen Anforderungen und setzt auch seine Wertmaßstäbe außer Kraft. Große Gefühle – positive wie negative – tauchen ganz sicher in der Seele des Fastenden auf und wollen zugelassen und angeschaut werden.

Das Heilfastentagebuch hilft, mit ihnen umzugehen, sich mit ihnen auseinanderzusetzen und sie auszudrükken, indem man sie hinschreibt. Weniger ergreifend, aber nicht minder spannend, ist es, die körperlichen Vorgänge und Veränderungen während des Heilfastens schriftlich festzuhalten. Auch das hat seinen Sinn. Die

Hinwendung zum eigenen Körper, das Vertrautwerden mit ihm und seinen Funktionen sowie das bewußte Beobachten des großen Reinigungsprozesses, dem er sich unterzieht, sind ja wesentliche Elemente des Heilfastens. Wer darüber Tag für Tag etwas aufschreiben will, schaut automatisch genauer hin und ist gezwungen, sich das, was er sieht, bewußt zu machen. Und darauf kommt es an.

Die im folgenden aufgeführten Stichpunkte samt Fragen, die man dazu stellen und beantworten könnte, sollen Ihnen den Einstieg in das Tagebuchschreiben erleichtern. Sie sind eine ganz unverbindliche Anregung. Lassen Sie sich davon aber keinesfalls einengen, sondern schreiben Sie wirklich das auf, was Ihnen wichtig erscheint und womit Sie sich gedanklich und gefühlsmäßig während der Zeit Ihres Heilfastens auseinandersetzen.

Veränderungen: Welche Veränderungen an meinem Körper oder in meinem Denken und Empfinden haben sich bisher gezeigt? Welche davon sind besonders auffallend? Merke ich etwas von den Vorgängen in meinem Organismus? Und in meiner Seele?

Befinden: Wie fühle ich mich heute? Gab es Unpäßlichkeiten, Stimmungsschwankungen, Beschwerden? – Wie sieht es mit der Leistungsfähigkeit aus? Fühle ich mich abgeschlagen und schwach oder fit und unternehmungslustig? – Wie war die letzte Nacht? Konnte ich durchschlafen, oder lag ich wach? Hatte ich Träume?

Träume: Was ist mir von Träumen noch in Erinnerung? Was passierte da? Kamen bekannte Personen darin vor?

Welche Gefühle hatte ich ihnen gegenüber? In welcher Umgebung spielte der Traum? An welche Einzelheiten (Gegenstände, Umstände) kann ich mich erinnern? – Was könnte der Traum bedeuten? Erkenne ich darin alte Verletzungen oder Ängste wieder? Alte ungelöste Probleme? Oder wurden darin Ereignisse und Erlebnisse der jüngsten Zeit wiederholt?

Erlebnisse: Ist heute etwas besonders Erfreuliches / Unerfreuliches passiert? Wie habe ich meine Umwelt erlebt? Wie sind mir die Menschen begegnet? Wie kommen mein Partner / Familie und ich miteinander zurecht? – Was habe ich mit mir selbst erlebt? Hat mich etwas an mir erstaunt? Welche Empfindungen hatte ich bei der Meditation? Schweiften meine Gedanken ab? Wohin?

Gedanken: Ging mir etwas besonders lang im Kopf herum? Worüber habe ich nachgedacht während der Wachphasen in der Nacht? Oder beim Spaziergang? Wo waren da meine Gedanken, bei Vergangenem, Gegenwärtigem oder Zukünftigem?

Vorhaben: Kam mir heute etwas in den Sinn, das ich nach der Fastenzeit unbedingt machen möchte? – Gab es Überlegungen, Grundsätzliches in meinem Leben zu ändern?

Auch wenn Sie sonst das Aufschreiben nicht so sehr mögen, werden Sie wahrscheinlich schnell Freude daran finden, das Wichtigste vom Tag schriftlich festzuhalten. Es braucht nur den Anfangsruck!

Ein
10-Tages-Plan

Der folgende Leitfaden führt und begleitet Sie durch ein selbständiges Heilfasten von zehn Tagen Dauer, mit allem, was dazugehört, und Tag für Tag.

Die Erfahrung zeigt, daß gerade beim ersten selbständigen Heilfasten ein starkes Bedürfnis nach einem solchen Geleit in schriftlicher Form besteht: Am schriftlich fixierten Leitfaden kann man sich »festhalten« und »entlanghangeln«: praktisch, psychisch und gedanklich. Vor allem in den ersten Tagen sind die Unsicherheiten doch so groß, daß einem ein begleitender und erläuternder Text gar nicht ausführlich genug sein kann. Ich bin ziemlich sicher: Selbst die Abschnitte dieses Buches, die Ihnen beim ersten Lesen vielleicht ausufernd erscheinen, werden Ihnen während der Zeit des konkreten Heilfastens eine willkommene Lektüre sein! Und Heilfasten ist – richtig verstanden – ja auch objektiv gesehen ein äußerst komplexes Unterfangen. Aber natürlich hat ein schriftlicher Leitfaden auch seine Grenzen – nicht nur vom Platz, sondern auch im übertragenen Sinn von seinen Möglichkeiten her: Nicht jede Frage, die auftauchen könnte, läßt sich erahnen; und nicht jedes mögliche Fastenerlebnis läßt sich im voraus beschreiben und kommentieren. Das wäre auch gar nicht wünschenswert, denn selbständiges Heilfasten ist individuelles Erleben in hochkomprimierter Form!

Dieser 10-Tages-Plan ist deshalb, sofern er nicht ein-

fach Fakten auflistet oder praktische Empfehlungen
gibt, in erster Linie als Rahmen (oder Grundgerüst) für
den Fastenablauf gedacht, den jeder Fastende mit seinen
individuellen Erlebnisinhalten füllen wird.

Gedankliche Einstimmung

Der erste Schritt zur Verwirklichung des Heilfastenvor-
habens ist gedanklicher Art: Vergegenwärtigen Sie sich
noch einmal, bewußt und in Ruhe, was dieses Vorhaben
eigentlich konkret bedeutet und wie Sie am besten damit
umgehen können. Versuchen Sie, das komplexe (vielschichtige) Unternehmen Heilfasten auch gefühlsmäßig
in seiner Ganzheit zu erfassen. Stellen Sie sich die einzelnen Phasen dieser Zeit und die verschiedenen Aspekte
vor, und stimmen Sie sich gefühlsmäßig darauf ein.

Auf Sie kommt zu

▷ eine Zeit der äußerlichen und innerlichen Abkehr vom
gewohnten Lebensstil und Alltagsgeschehen: Sperren
Sie sich nicht dagegen, lassen Sie los, geben Sie Ihrem
Bedürfnis nach Rückzug so weit wie möglich nach;

▷ eine so rapide Gewichtsabnahme, wie Sie sich das
schon immer gewünscht haben (bei Frauen durch-
schnittlich sechs Kilo, bei Männern sechs Kilo): Kontrol-
lieren Sie ihr Gewicht, wenn Ihnen das Spaß und Genug-
tuung bereitet, täglich per Waage und tragen Sie die
Meßdaten in ein Diagramm ein;

▷ eine Zeit der Reinigung und Regeneration von Körper
und Seele: Unterstützen Sie diese Prozesse durch Aufmerksamkeit, Hinwendung und Reflexion, aber auch
durch gezielte Maßnahmen und fördernde Tätigkeiten,
wie in den vorangegangenen Kapiteln beschrieben;

▷ ein etwas abgehobenes Lebensgefühl und eine Schärfung Ihrer sinnlichen Wahrnehmung: Genießen Sie es; es

ist – abgesehen vom Verliebtsein – bestimmt das gesündeste »High«-Sein, das es gibt;

▷ eine Zeit der Entdeckung von Kraftquellen in sich, von denen Sie bisher nichts geahnt hatten: Lassen Sie sich ein auf diese ungewöhnlichen Kräfte und erhalten Sie sich den Zugang zu ihnen (siehe Seite 157).

Es können freilich auch Fastenflauten oder, seltener, Fastenkrisen auf Sie zukommen. Dann fühlen Sie sich müde, lustlos, schlapp. Wie Sie dagegen angehen, wurde bereits auf Seite 61 beschrieben.

Checklisten

Um das Heilfasten so intensiv wie möglich erleben zu können, sind vorab auch mit dem sozialen Umfeld einige Punkte zu klären und zu besprechen. Die folgenden Checklisten fassen diejenigen Punkte zusammen, die vor Beginn eines selbständigen Heilfastens unbedingt geklärt werden müssen, und zwar eindeutig. Es rächt sich, wenn man in dieser Hinsicht halbe Sachen macht. Heimlich heilfasten, ist ohnehin ein Ding der Unmöglichkeit. Aber auch beim Fasten gegen den Widerstand oder das Unverständnis vor allem des engen Kreises (Familie, Partner, Freunde) besteht wenig Aussicht, es in der richtigen inneren Haltung anzugehen und sich ganz darauf einzulassen.

Partner und Familie

▷ Klären Sie, ob der Partner oder ein Familienmitglied in der nächsten Zeit besondere Zuwendung nötig haben wird (z. B. Partner hat gerade neue berufliche Aufgaben übernommen; Tochter steckt mitten in den Prüfungen). –

Wenn das der Fall ist, sollten Sie sich einen etwas günstiger gelegenen Termin aussuchen.

▷ Sprechen Sie unbedingt mit Ihrem Partner und / oder Ihren Kindern über den Entschluß, zehn Tage lang fasten zu wollen.

▷ Informieren Sie sie ausreichend darüber, was Heilfasten bedeutet. Geben Sie ihnen dieses Buch zu lesen, oder – falls Sie damit auf Desinteresse stoßen – erzählen Sie bei jeder passenden (und unpassenden) Gelegenheit davon, was Heilfasten bedeutet, wie es wirkt und welche Voraussetzungen dafür notwendig sind (siehe dazu Seite 64).

▷ Sprechen Sie gemeinsam mit Ihrem Partner oder der Familie den Termin ab, wann Sie beginnen.

▷ Machen Sie Ihrer Familie klar, daß Sie in den nächsten zehn Tagen wenig mit Ihnen rechnen kann. Sie brauchen Zeit für sich selbst.

▷ Klären Sie, sofern Sie für das Zubereiten der Mahlzeiten zuständig sind, wer das für die Dauer Ihrer Fastenzeit übernimmt. Ist diese Frage nicht zu lösen, regen Sie Ihre Familie zum Gaststättenbesuch an. Bis einschließlich vierten Tag sind Kochverpflichtungen für den Fastenden eine Zumutung!

▷ Bereiten Sie Ihren Partner auf die Trennung nicht nur vom Tisch, sondern auch vom Bett vor: Sie brauchen einen Ort der Abgeschiedenheit.

▷ Lösen Sie zusammen mit Ihrer Familie die Frage, wo dieser Ort in Ihren vier Wänden sein wird.

Freunde und soziale Kontakte

▷ Überlegen Sie, ob sich in Ihrem Freundes- und Bekanntenkreis ein erfahrener Faster befindet. Ein Gedankenaustausch könnte ganz nützlich sein. Aber gehen Sie kritisch mit seinen Berichten und Ratschlägen um: Was auf ihn zutrifft, muß nicht unbedingt auch für Sie richtig sein. Heilfasten ist ein sehr individuelles Erlebnis. Lassen Sie sich nicht verunsichern.

▷ Weihen Sie nur die Freunde in Ihr Vorhaben ein, die sich wundern würden, wenn Sie sich tagelang nicht bei ihnen melden.

▷ Sagen Sie erst einmal alle festen Verabredungen und besonders alle lästigen Verpflichtungen ab. Sie können sich – sofern Sie Lust dazu haben – während Ihres Fastens ja spontan verabreden.

▷ Üben Sie schon jetzt, das Telefon auch einmal klingeln zu lassen, ohne sich – im wahrsten Sinne des Wortes – angerufen zu fühlen.

Beruf

Heilfasten neben der Berufstätigkeit erfordert besonders sorgfältige Planung und Organisation – und auch besonders viel Disziplin. Möglich ist das natürlich; aber um daraus ein auch nur annähernd so komplexes und tiefgehendes Erlebnis zu machen, wie hier beschrieben, muß man eine sehr entschlossene und konsequente Fasten-Haltung einnehmen. Und man muß gegenüber den Forderungen des beruflichen Umfelds eine gute Portion Sturheit an den Tag legen.

Wenn Sie sich für das Fasten keinen Urlaub nehmen können:

▷ Überzeugen Sie sich davon, daß in den Fastentagen keine außergewöhnlichen, also über die tägliche Routine hinausgehenden Arbeiten auf Sie zukommen: also keine Überstunden oder hektischen Monatsabrechnungen, keine Versetzung in eine andere Abteilung und keine Urlaubsvertretung.

▷ Erledigen Sie möglichst alle lästigen und liegengebliebenen Arbeiten vor Ihrem Fasteneinstieg.

▷ Meiden Sie, wenn irgend möglich, Teamarbeit. Sie werden während des Fastens einerseits Stimmungsschwankungen unterliegen und andererseits die Belange des Berufsalltags aus großem Abstand betrachten. Beides ist der Teamarbeit nicht gerade förderlich und könnte womöglich zu Spannungen zwischen Ihnen und den Kollegen und Kolleginnen führen, die im Berufsalltag »drinstecken«.

▷ Überlegen Sie es sich gut, ob es notwendig ist, alle Kollegen und Kolleginnen in ihr Fastenvorhaben einzuweihen. Sie ersparen sich möglicherweise wohlmeinende Ratschläge, Störmanöver und Frotzeleien.

▷ Legen Sie den Einstimmungstag auf einen Freitag! Dann hat Ihr Körper genug Zeit, in Ruhe umzuschalten.

Praktische Vorbereitungen

Es gibt einige Dinge einzukaufen und ein paar Sachen zurechtzulegen; welche, darüber geben die nachstehenden Listen Auskunft. In bezug auf Tees und Lebensmittel gelten diese Listen freilich nur, wenn Sie sich an die Fastenkostempfehlungen halten wollen.

Die Tee-Empfehlungen der Fastenkost an den einzelnen Tagen sind in ihrer Wirkung abgestimmt auf die Tageszeit und die Organe, die an dem jeweiligen Tag besonders gefordert sind. Sie müssen sich aber nicht unbedingt daran halten und können unbesorgt Ihre Lieblingstees zusammenstellen. Hauptsache, es sind mehrere verschiedene Kräuter- oder Früchtetees – und sie werden auch tatsächlich getrunken.

Einkaufsliste für den Einstimmungstag

2 Stück Obst
1 kleinen Blattsalat
1 kleine Karotte
1 kleine Paprika
1 kleinen Rettich
1 kleine Tomate
1 kleine Packung Müsli (Fertig-
* packung)*
einige Nüsse, Kürbis- oder Son-
* nenblumenkerne*
1 Packung Leinsamen
Mineralwasser
Obstsäfte

Einkaufsliste für die reine Fastenzeit

Kräuterteesorten:
50 g Pfefferminze
50 g Malve (Hibiskus)
20 g Melisse
20 g Johanniskraut
40 g Holunderblüte
20 g Kamille
50 g Schlafteemischung
1 Paket Salus-Lebertee
1 Paket Salus-Nierentee
1 Paket Salus-Blutreinigungs-
* tee (alle erhältlich im Reform-*
* haus)*
1 Glas guter Honig (kaltge-
* schleudert)*
1 Zitrone
12 Flaschen Mineralwasser (na-
* trium- und nitratarm)*
1 Flasche (0,7 l) reiner Obst-
* oder Gemüsesaft*
Irrigator (Einlaufgerät) oder 30
* bzw. 40 g Glaubersalz*
Körperöl und Hautcreme, mög-
* lichst auf biologischer Basis*
Körperbürste (Naturborsten)
* oder Sisal-Massagehand-*
* schuh*

Das sollten Sie bereithalten

wärmere Kleidung
Baumwollunterwäsche (in ausreichender Menge)
bequeme Sportkleidung
Wärmflasche
Fußbadewanne (Plastikwanne)
Personenwaage

Sonstiges

▷ Falls Sie es während des Heilfastens mit geführter Meditation versuchen wollen, denken Sie daran, sich rechtzeitig die empfohlenen Kassetten zu besorgen (siehe Seite 173). Sie sind besonders in den ersten Tagen eine wertvolle Hilfe für Leib und Seele.

▷ Ähnliches gilt für die Besorgung von Utensilien für künstlerische Betätigung und für das Tagebuchschreiben.

Versuchen Sie, diesen seelisch-geistigen Bereich auch in den praktischen Vorbereitungen miteinzubeziehen: Er ist ein sehr wesentlicher Teil des ganzen Vorhabens.

Figur- und Gewichtskontrolle

Auch Abspecken bedeutet ja Heilung, das habe ich bereits betont. Die Motivation, durch Heilfasten das Gewicht zu reduzieren und damit die Figur, also die Gesamterscheinung zu korrigieren, dürfte bei den meisten Heilfastenden eine Rolle spielen, wenn nicht sogar die beherrschende. Wenn das Gewichts- oder eigentlich ja Figurproblem im Vordergrund steht, sollte man sich den fortschreitenden Erfolg während der Fastenzeit so anschaulich wie möglich machen, zum Beispiel, indem

.man eine Tabelle führt oder eine Gewichtskurve anlegt. Das sorgt für zusätzliche Erfolgserlebnisse und gibt Sicherheit und Gelassenheit.

Bei einem zehntägigen Heilfasten, wie es hier beschrieben ist, werden Sie vier bis sechs Kilogramm verlieren; Frauen etwas weniger als Männer.

Das sogenannte Normalgewicht

Körpergröße in Zentimetern minus 100 ist gleich Normalgewicht in Kilogramm (Beispiel: Größe = 175 cm minus 100 = 75 kg Normalgewicht).

Zehn Prozent mehr oder weniger liegen auch noch im Rahmen des Normalgewichts (Beispiel: Bei einer Körpergröße von 175 cm darf man zwischen 67,5 und 82,5 kg wiegen).

Aber das sind alles nur Faustregeln und obendrein Durchschnittswerte; sie liefern also lediglich Anhaltspunkte für die Größenordnung, in der das eigene, gesunde Gewicht liegen sollte. Viel wichtiger als diese Berechnung ist das eigene Körpergefühl. Das ideale Gewicht ist dann erreicht, wenn man sich einerseits wohl fühlt in der eigenen Haut und andererseits mit seiner Figur einigermaßen zufrieden ist. Mit einigermaßen zufrieden meine ich, daß einem zum Beispiel die Vorstellung, jetzt in Badehose oder Bikini an einem überfüllten öffentlichen Strand spazierengehen zu sollen, keine Qual bereitet.

Figurkontrolle

Man sollte sich nichts vormachen: Es geht in den allermeisten Fällen nicht um das Gewicht, sondern um die Figur. In unserem Schönheitsideal kommt schließlich auch keine Kilogrammangabe vor, sondern es besteht in einem Bild, einer äußeren Erscheinung, der man sich annähern will. Was nützt einem die Tatsache, daß die Waage das errechnete Normalgewicht zeigt, wenn man sich dabei vorkommt wie ein Mops? Oder – was gar nicht so selten der Fall ist – wenn man dabei aussieht wie ein Verhungernder (und sich auch so fühlt)?

Wenn es einem also in erster Linie um die Figur geht, muß man zu anderen Kontrollinstrumenten greifen als der Waage. Hier bieten sich an:

▷ alte, zu eng gewordene Hosen und Röcke
▷ Gürtel, die man Loch für Loch enger schnallen kann
▷ der Spiegel

Während des Fastens hin und wieder eine Kleiderprobe zu veranstalten – das ist tatsächlich eine erfreuliche Angelegenheit. Es ist ein tolles Gefühl, wenn man in einen engen Rock oder eine Jeans, in die man vor dem Heilfasten auf halbem Weg steckengeblieben ist, plötzlich wieder hineinpaßt. Die berechtigte Hoffnung, am Ende des Fastens womöglich sogar den Reißverschluß wieder zuzubringen, kann auch über Fastenflauten hinweghelfen.

Tagespläne

Einstimmungstag (Abschied vom Gewohnten)

Sie nehmen Abschied von der gewohnten Lebensführung und stimmen sich rundherum auf Heilfasten ein:

▷ Versuchen Sie, Kaffee, Zigaretten und Alkohol schon heute zu reduzieren.

▷ Ziehen Sie sich allmählich aus dem Alltagsgetriebe zurück: Nehmen Sie sich für alles mehr Zeit als sonst; machen Sie die allgemeine Hektik nicht mehr mit.

▷ Überprüfen Sie noch einmal, ob Sie für Ihr Heilfasten alles parat haben, und besorgen Sie, wenn nötig, den Rest.

Fastenkost

morgens:	Aus 2 Stück Obst oder 3 EL Müsli, Joghurt oder Milch, Nüssen und Obst ein Müsli zubereiten; der letzte Morgenkaffee oder -schwarztee
Zwischen-mahlzeit:	1 Joghurt mit 1 EL Leinsamen vermischt
mittags:	Rohkostplatte aus Blattsalat und rohem Gemüse (z. B. Karotte, Paprika, Tomate, Rettich); darüber gehackte Nüsse oder Kürbiskerne oder Sonnenblumenkerne und eine Soße aus 1 TL Essig, 3 TL Öl, Pfeffer, frischen Kräutern, evtl. Knoblauch
Zwischen-mahlzeit:	Joghurt mit Leinsamen vermischt oder 1 Stück Obst
abends:	Rohkostplatte wie oben
Wichtig:	Viel trinken, mindestens zwei Liter (Mineralwasser und Obstsäfte).

Unbedingt notwendig: Unbedingt notwendig für ein »regel-rechtes« Heilfasten ist heute nur ein Punkt:

▷ Belasten Sie ihren Organismus nicht mit schwerer Kost oder gar ausgiebigen Schlemmereien, sondern halten Sie sich an die empfohlene Fastenkost.

Wichtig: Erledigen Sie Ihre Besorgungen wenn irgend möglich zu Fuß. Stimmen Sie sich auf Gehen ein, und machen Sie einen ausgedehnten Spaziergang.

Wenn Sie regelmäßig Sport treiben, machen Sie das auch heute. Er hindert am Essen aus Langeweile.

Wenn Sie Saunagänger sind, tun Sie es heute ausgiebig.

Während der reinen Fastenzeit ist Sauna nur an den letzten Tagen erlaubt, vorausgesetzt Sie fühlen sich wohl. Gehen Sie aber auch dann niemals ohne Begleitung in die Sauna und reduzieren Sie Anzahl und Dauer der Saunagänge.

Trinken Sie nach Sport und Sauna besonders viel.

Hilfreich: Als praktische Einstimmung auf die reine Fastenzeit, die morgen beginnt:

▷ Probieren Sie, bevor Sie morgens ins Bad gehen, ein paar einfache Gymnastikübungen am offenen Fenster (Kniebeugen oder Armkreisen).

▷ Machen Sie sich auch mit Trockenbürsten und Warm- und Kaltduschen (siehe Seite 77) vertraut. Wenden Sie sich Ihrem Körper ganz bewußt zu, und nehmen Sie sich betont viel Zeit.

▷ Wenn Abnehmen für Sie beim Heilfasten ein wichtiger Punkt ist: Wiegen Sie sich heute, am besten ohne Kleidung. Während der Fastentage wiegen Sie sich dann immer zur selben Zeit.

Sollten Sie auf Yoga, Autogenes Training, Atem- und Entspannungsübungen oder geführte Meditation neugierig geworden sein, ist heute der richtige Zeitpunkt, ein wenig herumzuprobieren. Vielleicht entdecken Sie etwas, das Ihnen besonders liegt und das Sie in Ihr Fastenprogramm aufnehmen möchten.

Überlegen Sie auch, welche künstlerische Betätigung (siehe Seite 99) Ihnen während der Zeit des Heilfastens Spaß machen könnte, und besorgen Sie das dafür Notwendige. – Übrigens: auch Stricken, Häkeln und Sticken sind kreative Beschäftigungen.

Verzichten Sie schon heute auf Ablenkungen wie zum Beispiel Fernsehen oder aufregende Lektüre. Hören Sie statt dessen lieber Musik, die Sie gern mögen und die Sie entspannt.

Bekräftigen Sie Ihren Entschluß zum Heilfasten, indem Sie Ihre Erwartungen, aber auch Ihre Bedenken dem Tagebuch anvertrauen.

Erster Fastentag (bewußter Verzicht)

Ab heute nehmen Sie keine feste Nahrung mehr zu sich. Ihr Organismus lebt aus sich selbst heraus. Die eingeleitete Darmentleerung veranlaßt ihn, umzuschalten. Trotzdem kann es heute noch zu Hungergefühlen kommen: dagegen hilft Trinken. Wenn Sie besonders ruhebedürftig sind, geben Sie dem nach, wann immer Sie mögen.

Fastenkost

Tee-Empfehlung (Schwerpunkt Niere):

morgens: Pfefferminze (3 mittelgroße Tassen)
5 TL auf knapp ½ Liter kochendes Wasser, 10 Minuten ziehen lassen, abseihen
1 kleines Glas (0,2 l) Fruchtsaft, 1:1 mit Wasser verdünnt

mittags: Nieren- und Blasentee (3 mittelgroße Tassen)
6 TL auf knapp ½ Liter kochendes Wasser,
5–10 Minuten ziehen lassen, abseihen
⅛ Zitrone aussaugen oder in den Tee ausdrücken

nach-
mittags: Holunderblüte (3 mittelgroße Tassen)
3 TL auf knapp ½ Liter kochendes Wasser, 10 Minuten ziehen lassen, abseihen
1 TL Honig in den Tee geben oder vom Löffel lutschen

abends: Johanniskraut (3 mittelgroße Tassen)
3 TL auf knapp ½ Liter kochendes Wasser, 5 Minuten ziehen lassen, abseihen

Falls Sie dieser Tee-Empfehlung nicht folgen, achten Sie darauf, daß Sie im Verlauf des Tages zwischen mehreren verschiedenen Teesorten abwechseln.

Unbedingt notwendig:

▷ Eingeleitete Darmentleerung (Einlauf, »Glaubern«, Sauerkrautsaft oder Buttermilch): Probieren Sie es gleich heute mit dem Einlauf. Er ist die schonendste und wirklich angenehmste Methode (siehe Seite 72).

▷ Trinken, trinken und noch einmal trinken! Mindestens zwei Liter. Zusätzlich zu Ihren Fastentees können und sollten Sie Mineralwasser trinken.

Wichtig: Die meisten von Ihnen werden heute ein besonders starkes Bedürfnis nach Ruhe verspüren. Legen Sie sich nieder, schlafen Sie sich richtig aus, zwingen Sie sich nicht zum Aktivsein.

Zumindest aber ruhen Sie sich nach der Darmentleerung eine halbe Stunde und nach dem Mittagessen eine ganze Stunde lang aus.

Nach der Mittagsruhe sollten Sie jedoch – Ihrem Kreislauf zuliebe – einen Spaziergang machen: Länge je nach Lust und Laune.

Wenn Sie sich dazu aufraffen können, machen Sie auch am Abend einen kleinen Spaziergang. Ziehen Sie sich dafür warm an.

Gehen Sie früh zu Bett. Bei Einschlafproblemen helfen Atemübungen, zum Beispiel Bauchatmung oder Entspannungsatmen (siehe Seite 88).

Schlafen Sie bei offenem Fenster bzw. lüften Sie ausgiebig.

Hilfreich: Widmen Sie sich heute vorwiegend der Entspannung und Ruhe. Lesen Sie ein Buch, dösen Sie, hören Sie Musik oder – wenn Ihnen das vertraut ist – meditieren Sie.

Wenn Sie sich für Autogenes Training interessieren

(siehe Seite 96), beginnen Sie heute mit der ersten Übung. Autogenes Training wirkt nicht sofort, man muß sehr regelmäßig (täglich) und ausdauernd üben.

Was hingegen sofort etwas bewirkt, ist die geführte Meditation (siehe Seite 98). Sie arbeitet mit bewährten (sprachlichen) Formeln zur Tiefenentspannung und mit spezieller Meditationsmusik. Für heute eignet sich die Kassette *Heilung* besonders gut. Wenn Sie dabei einschlafen sollten, was schon passieren kann, beeinträchtigt das die Wirkung nicht: Ihre Seele hört auch dann zu, wenn Ihr Bewußtsein schläft.

Zweiter Fastentag (Umschalten auf Reinigung)

Ihr Organismus hat heute bereits weitgehend auf Reinigung und Ausscheidung umgeschaltet. Sie merken es deutlich an den Ausscheidungen der Haut und der Schleimhäute.

Außerdem entwässert der ganze Körper; das Bindegewebe strafft sich, der Blutdruck sinkt, der Kreislauf wird vorübergehend labiler.

Beim morgendlichen Wiegen werden Sie einen deutlichen Gewichtsverlust feststellen.

● Wenn Sie ohnehin zu niedrigem Blutdruck neigen, kommt es heute vor allem darauf an, Ihren Kreislauf zu stützen und immer wieder anzukurbeln.

Fastenkost

Unsere Tee-Empfehlung (Schwerpunkt Leber):

morgens: Malve bzw. Hibiskus (3 mittelgroße Tassen)
5 TL auf knapp ½ Liter kochendes Wasser,
5–10 Minuten ziehen lassen, abseihen
1 kleines Glas (0,2 l) Fruchtsaft, 1:1 mit Wasser verdünnt

mittags: Leber-Galle-Tee (3 mittelgroße Tassen)
6 TL auf knapp ½ Liter kochendes Wasser, 5 Minuten ziehen lassen, abseihen
⅛ Zitrone aussaugen oder in den Tee ausdrücken

nachmittags: Pfefferminze (3 mittelgroße Tassen)
5 TL auf knapp ½ Liter kochendes Wasser, 10 Minuten ziehen lassen, abseihen
1 TL Honig in den Tee geben oder vom Löffel lutschen

abends: Melisse (3 mittelgroße Tassen)
5 TL auf knapp ½ Liter kochendes Wasser, 10 Minuten ziehen lassen, abseihen

Unbedingt notwendig:

▷ Ausreichende Flüssigkeitszufuhr! Achten Sie auf die Menge, die Sie zu sich nehmen: Es müssen mindestens zwei Liter sein!

▷ Besonders für Kreislauflabile: Springen Sie heute nicht gleich nach dem Aufwachen aus dem Bett! Beherzigen Sie unsere Empfehlungen zum richtigen Aufstehen aus dem Liegen (siehe Seite 79). Auch die Gymnastik während des Aufstehens und Gymnastik nach dem Aufstehen (siehe Seite 80) ist gerade heute angesagt; desgleichen Trockenbürstenmassage und Warm- und Kaltduschen (siehe Seite 77).

Wichtig:

▷ Leberwickel- bzw. -packung (siehe Seite 90): Zur Unterstützung der Leber ist er heute ratsam. Am besten wirkt er nach dem Mittagstee während der Mittagsruhe.

▷ Einlauf (siehe Seite 72): Wenn Sie heute unter Kopf- oder Gliederschmerzen leiden, machen Sie einen Einlauf, er hilft.

▷ Nehmen Sie sich ab heute viel Zeit für ein erweitertes Körperpflegeprogramm (siehe Seite 76).

▷ Geben Sie Ihrem Ruhebedürfnis nicht sofort nach! Raffen Sie sich zu Bewegung auf und ruhen Sie anschließend. Turnen Sie das auf Seite 83 beschriebene Gymnastikprogramm durch. Machen Sie einen ausgiebigen Spaziergang. Gehen Sie zügig, konzentrieren Sie sich dabei auf das Atmen (siehe Seite 88).

▷ Ansteigendes Fußbad (siehe Seite 92): Abends vor dem Zubettgehen angewandt, durchwärmt und entspannt es und hilft beim Einschlafen.

Hilfreich: Sollten Sie ein wattiges Gefühl im Kopf haben, vertreiben Sie es durch unsere einfachen Entspannungsübungen (siehe Seite 92).

Zurückgezogensein und Abgeschiedenheit tun Ihnen heute besonders wohl; Sie sollten sie sich gönnen. Widmen Sie sich Ihrem Tagebuch; es führt Sie zu sich selbst.

Wenn Sie nachts aufwachen und trotz Einschlafhilfen nicht wieder einschlafen können, ärgern Sie sich nicht: Lassen Sie die Gedanken fließen, vielleicht schreiben Sie sie auch auf.

Dritter Fastentag (letzte Hürde)

Ihr Organismus hat nun endgültig umgeschaltet. Die Leber baut Fettvorräte ab; jede Zelle entgiftet, reinigt und scheidet aus. Im Blut kreisen viele freigewordene Gift- und Krankheitsstoffe.

Es kann sein, daß sich jetzt alte Beschwerden melden. Das bedeutet: Alte Leiden haben jetzt die Chance, von den Selbstheilungskräften des Organismus, vom inneren Arzt, ausgeheilt zu werden; denn alles Kranke wird rigoros abgebaut und ausgeschieden.

Möglicherweise machen Sie heute ein Stimmungstief durch. Aber auch das ist kein Grund zur Beunruhigung. Spätestens morgen ist das alles vorbei.

Fastenkost

Unsere Tee-Empfehlung (Schwerpunkt Blut):

morgens: Malve bzw. Hibiskus (3 mittelgroße Tassen)
5 TL auf knapp ½ Liter kochendes Wasser,
5–10 Minuten ziehen lassen, abseihen
1 kleines Glas (0,2 l) Fruchtsaft, 1:1 mit Wasser verdünnt

mittags: Blutreinigungstee (3 mittelgroße Tassen)
6 TL auf knapp ½ Liter kochendes Wasser,
10 Minuten ziehen lassen, abseihen
⅛ Zitrone aussaugen oder in den Tee ausdrücken

nach-mittags: Pfefferminze (3 mittelgroße Tassen)
5 TL auf knapp ½ Liter kochendes Wasser,
10 Minuten ziehen lassen, abseihen
1 TL Honig in den Tee geben oder vom Löffel lutschen

abends: Johanniskraut (3 mittelgroße Tassen)
3 TL auf knapp ½ Liter kochendes Wasser,
5 Minuten ziehen lassen, abseihen

Unbedingt notwendig:

▷ Eingeleitete Darmentleerung (siehe Seite 72): Sie ist heute wieder erforderlich. Sie können sie morgens, mittags oder am Abend vornehmen. Verwenden Sie nach Möglichkeit kein Glaubersalz mehr! Wenn Sauerkrautsaft oder Buttermilch bei Ihnen nichts bewirken, machen Sie einen Einlauf, überwinden Sie Ihre Scheu. Darmentleerung muß sein!

▷ Trinken über den Durst: Mineralwasser oder Kräuter- bzw. Fruchttee nach eigener Wahl. Mindestens zwei Liter; mehr ist besser.

▷ Auch der Teelöffel Honig in Ihrem Nachmittagstee ist unbedingt notwendig! Manche Organe (z. B. das Gehirn) sind auf diese Kohlenhydrate als Energiequelle angewiesen.

Wichtig: Richtiges Aufstehen aus dem Liegen (siehe Seite 79) und kreislaufanregende Gymnastik (siehe Seite 80) sind auch heute noch besonders wichtig. Nehmen Sie sich wieder viel Zeit für Ihr Körperpflegeprogramm (siehe Seite 76). Achten Sie bei allem – auch beim Teetrinken – darauf, daß Sie es ruhig und bewußt tun.

Wenden Sie sich heute mit gleicher Aufmerksamkeit der Bewegung und der Ruhe zu. Ruhen Sie bewußt, und konzentrieren Sie sich dabei auf sich selbst; aber raffen Sie sich auch zur Bewegung auf.

▷ Halten Sie die Mittagsruhe konsequent ein. Legen Sie zwischendurch immer wieder Pausen ein, in denen Sie bewußt ruhen.

▷ Heute können Sie zum Beispiel eine kleine Wanderung unternehmen oder zum Schwimmen gehen. Beim und nach dem Schwimmen achten Sie darauf, daß Sie nicht auskühlen!

Hilfreich: Körper und Seele brauchen heute besonders viel Kraft. Die finden Sie nur in sich selbst.

▷ Mandala-Ausmalen (siehe Seite 100) führt Sie ganz von selbst zu einer Konzentration auf die eigene Mitte.

▷ Geführte Meditation (siehe Seite 98) mit dem Thema Heilung spricht gezielt den inneren Arzt an und aktiviert die Selbstheilungskräfte (siehe Literaturverzeichnis).

Probieren Sie das einfach einmal aus: Es tut gut.

▷ Ansteigendes Fußbad (siehe Seite 92): Sie können es bedenkenlos jeden Tag vor dem Zubettgehen anwenden; also auch heute.

Vierter Fastentag (gewonnene Stabilität)

Sie fühlen sich körperlich und seelisch stabil. Das Vertrauen in die Fähigkeiten des eigenen Körpers nimmt zu. Der innere Abstand zum Alltagsgetriebe wird größer; Ihre Gelassenheit wächst: Was Sie vor kurzem noch belastet hat, erscheint Ihnen jetzt gar nicht mehr so wichtig.

Manche Fastenärzte berichten allerdings von – seltenen – Fällen, in denen es auch am vierten Fastentag noch zu einer Fastenflaute oder gar Fastenkrise gekommen ist. Wenn Sie zu diesen seltenen Fällen gehören, gehen Sie dagegen, wie auf Seite 61 beschrieben, an. Die Stabilität stellt sich dann am nächsten Tag ein.

Fastenkost

Unsere Tee-Empfehlung (Schwerpunkt Stoffwechsel allgemein):

morgens: Pfefferminze (3 mittelgroße Tassen)
5 TL auf knapp ½ Liter kochendes Wasser, 10 Minuten ziehen lassen, abseihen
1 kleines Glas (0,2 l) Fruchtsaft, 1:1 mit Wasser verdünnt

mittags: Malve bzw. Hibiskus (3 mittelgroße Tassen)
5 TL auf knapp ½ Liter kochendes Wasser,
5–10 Minuten ziehen lassen, abseihen
⅛ Zitrone aussaugen oder in den Tee ausdrücken

nach-mittags: Holunderblüte (3 mittelgroße Tassen)
3 TL auf knapp ½ Liter kochendes Wasser, 10 Minuten ziehen lassen, abseihen
1 TL Honig in den Tee geben oder vom Löffel lutschen

abends: Schlafteemischung (3 mittelgroße Tassen)
4 TL auf knapp ½ Liter kochendes Wasser,
6–8 Minuten ziehen lassen, abseihen

Unbedingt notwendig:
▷ Ausreichend trinken! Zwei bis drei Liter insgesamt!

Wichtig:
▷ Richtiges Aufstehen, Morgengymnastik und zusätzliches Programm im Badezimmer sollten Sie beibehalten, obwohl Ihr Kreislauf jetzt ziemlich stabil ist.
▷ Leberwickel bzw. -packung (siehe Seite 91): Heute ist er wieder an der Reihe. Der Mittagsschlaf ist die beste Zeit dafür.

Hilfreich: Wenn Sie normalerweise Sport treiben, sollten Sie spätestens heute wieder damit beginnen: Joggen, Aerobic, Tennis usw. Aber streben Sie keine Rekorde an.

Als Untrainiertere sollten Sie das Gymnastikprogramm ausweiten und einen wirklich langen und strammen Spaziergang machen.

Tun Sie alles, was Schwung in den Tag bringt. Vergessen Sie jedoch nicht die Ruhepausen dazwischen.

Heute ist ein guter Tag für Yogaübungen; sie verknüpfen Ruhe und Bewegung in idealer Weise und wirken auf Körper und Seele gleichermaßen (siehe Seite 94).

Wenn sich Schaffensdrang oder die Lust am Gestalten in Ihnen regt, dann nehmen Sie sich Zeit für künstlerische Betätigung: Malen, töpfern, modellieren Sie drauflos, ohne den Anspruch, große Kunst produzieren zu wollen (siehe Seite 99).

Denken Sie aber auch an Ihr Tagebuch. Auch Tagebuchschreiben ist kreatives Gestalten: Erlebnisse, Empfindungen und Gedanken sind das Material, Bewußtsein und Sprache die Werkzeuge.

Fünfter Fastentag (Fasten-Euphorie)

Ihr Wohlbefinden steigert sich zeitweise zur Euphorie: Sie stecken voll guter Laune, voll seelischer und körperlicher Kraft und strahlen viel Sicherheit aus.

Fastenkost

Unsere Tee-Empfehlung (Schwerpunkt Magen/Darm):

morgens: Malve bzw. Hibiskus (3 mittelgroße Tassen)
5 TL auf knapp ½ Liter kochendes Wasser,
5–10 Minuten ziehen lassen, abseihen
1 kleines Glas (0,2 l) Fruchtsaft, 1:1 mit Wasser verdünnt

mittags: Kamille (3 mittelgroße Tassen)
4 TL auf knapp ½ Liter kochendes Wasser,
10 Minuten ziehen lassen, abseihen
⅛ Zitrone aussaugen oder in den Tee ausdrücken

nach-mittags: Holunderblüte (3 mittelgroße Tassen)
3 TL auf knapp ½ Liter kochendes Wasser,
10 Minuten ziehen lassen, abseihen
1 TL Honig in den Tee geben oder vom Löffel lutschen

abends: Johanniskraut (3 mittelgroße Tassen)
3 TL auf knapp ½ Liter kochendes Wasser,
5 Minuten ziehen lassen, abseihen

Unbedingt notwendig:

▷ Eingeleitete Darmentleerung (siehe Seite 72): Heute ist sie wieder fällig. Sie muß sein! Das Gesündeste und das Wirksamste ist der Einlauf.

▷ Trinken Sie ausreichend! Die Fastenkost deckt gerade den unbedingten Bedarf. Trinken Sie zusätzlich also Mineralwasser oder einen unproblematischen Fruchttee (z. B. Malve oder Hagebutte).

Wichtig:

▷ Das Morgenprogramm mit Gymnastik, Trockenbürsten, Warm- und Kaltduschen und ausgiebiger Körperpflege bleibt auch heute wichtig. Pflegen Sie besonders sorgfältig Ihre Haut: Sie neigt zu Trockenheit.

▷ Geben Sie Ihrem Bewegungsdrang nach, aber überschätzen Sie sich nicht! Trotz aller Euphorie sollten Sie auch heute wenigstens die Mittagsruhe einhalten.

▷ Wenn heute Ihr letzter reiner Fastentag sein sollte (Mindestdauer fünf Tage, müssen Sie heute unbedingt Ihre Aufbaukost einkaufen (Einkaufsliste auf Seite 135)!

Hilfreich: Wenn Ihr Schwung Sie nicht zur Ruhe kommen läßt:

▷ Schalten Sie zwischendurch einige Entspannungs- und Atemübungen ein.

▷ Entspannen Sie sich beim autogenen Training.

▷ Machen Sie ein paar Haltungsübungen aus dem Yoga oder

▷ geben Sie sich einer geführten Meditation von der Tonkassette hin; besonders gut paßt heute die Kassette *Geben und Nehmen – Darm*. Sie macht in eindrucksvoller Weise das Spannungsfeld Ausscheiden (Reinigung) – Behalten-Wollen bewußt, das sich sowohl in der eigenen Person als auch draußen in der Welt als eine wesentliche Problematik erweist.

Sechster Fastentag (wachsende Überlegenheit)

Sie haben inzwischen eine derartige Distanz zum Essen gewonnen, daß Sie sich wahrscheinlich darüber wundern, wieviel ringsum gegessen wird. Wundern Sie sich im stillen und zeigen Sie nicht, wie überlegen Sie sich fühlen. Nichtfastende reagieren darauf – verständlicherweise – ärgerlich. Auch Ihre Gelassenheit gegenüber dem hektischen Treiben um Sie herum, aber auch unvorhergesehenen Ereignissen gegenüber, die Sie selbst betreffen, hat sich inzwischen voll entwickelt. Verzichten Sie auch hier auf Demonstration; Sie haben sie gar nicht nötig. Wenn sich Gedanken eingestellt haben sollten, was Sie nach dem Fasten in Ihrem Leben verändern wollen, beschäftigen Sie sich heute damit.

Fastenkost

Unsere Tee-Empfehlung (Schwerpunkt Atemwege):

morgens: Pfefferminze (3 mittelgroße Tassen)
5 TL auf knapp ½ Liter kochendes Wasser,
10 Minuten ziehen lassen, abseihen
1 kleines Glas (0,2 l) Fruchtsaft, 1:1 mit Wasser verdünnt

mittags: Holunderblüte (3 mittelgroße Tassen)
3 TL auf knapp ½ Liter kochendes Wasser,
10 Minuten ziehen lassen, abseihen
⅛ Zitrone aussaugen oder in den Tee ausdrücken

nach-mittags: Malve bzw. Hibiskus (3 mittelgroße Tassen)
5 TL auf knapp ½ Liter kochendes Wasser,
5–10 Minuten ziehen lassen, abseihen
1 TL Honig in den Tee geben oder vom Löffel lutschen

abends: Schlafteemischung (3 mittelgroße Tassen)
4 TL auf knapp ½ Liter kochendes Wasser,
6–8 Minuten ziehen lassen, abseihen

Außerdem ist heute der letzte Tag der reinen Fastenzeit, falls Sie nicht weiterfasten wollen. Bis zu zehn Tagen läßt sie sich jedoch auf eigene Faust ausdehnen. Genießen Sie einerseits Ihre Unabhängigkeit vom Essen, vom Alltag, von den vielen kleinen Verpflichtungen, andererseits aber auch die vielfältigen Farben und Formen, die Sie im Lebensmittelladen antreffen, wenn Sie heute für Ihre Aufbaukost einkaufen.

Unbedingt notwendig:
▷ Nach wie vor unbedingt notwendig ist reichliche Flüssigkeitszufuhr!

Wichtig: Wahrscheinlich haben sich bei Ihnen inzwischen ein individueller Rhythmus und bestimmte Vorlieben herausgebildet, zum Beispiel, wann Sie Gymnastik machen, wann und wo Sie spazierengehen und wann Sie ruhen.

Behalten Sie das alles heute noch unverändert bei.
▷ Leberwickel bzw. -packung (siehe Seite 91), heute zum letztenmal! Während der Mittagsruhe, notfalls abends vor dem Zubettgehen.
▷ Falls heute Ihr letzter reiner Fastentag ist, besorgen Sie Ihre Aufbaukost:

**Einkaufsliste
für die drei Aufbautage**

3 kleine Kartoffeln	2 kleine Zwiebeln
3 kleine Karotten	1 kleiner Blattsalat
1 dünner Stengel Lauch	1 kleine Salatgurke
1 kleine Sellerieknolle	1 kleiner Rettich
2 kleine Tomaten	frische Kräuter soviel Sie
200 g Sauerkraut	mögen
(ungesalzen)	evtl. 1 Knolle Knoblauch
	3 Stück Obst, davon mindestens
	ein reifer Apfel

**Einkaufsliste
für die drei Aufbautage**

1 kleine Packung Feigen oder Backpflaumen (getrocknet)	1 kleines Vollkornbrot
	500 g Magerquark
1 Zitrone	1 kleine Packung Hefeflocken
1 Packung Knäckebrot (Vollkorn)	1 Packung Müsli (Fertigmischung)
	1 Glas Naturjoghurt
	1 kl. Flasche Sonnenblumenöl

Sie sollten noch genügend Leinsamen vom Einstimmungstag, Kräutertees und Honig von den reinen Fastentagen übrighaben.

Hilfreich: Sorgen Sie für viel Bewegung in frischer Luft. Treiben Sie maßvoll Sport. Probieren Sie Ihr Gymnastikprogramm einmal nach Musik.

Wenn Sie das Bedürfnis haben, in die Sauna zu gehen, tun Sie es heute – vorausgesetzt Sie fühlen sich wohl. Denken Sie daran: Nicht ohne Begleitung saunen, und die einzelnen Durchgänge verkürzen!

Auch seelisch hat sich bei Ihnen inzwischen sicherlich viel getan: in Träumen, Stimmungen und inneren Auseinandersetzungen. Kreative Beschäftigung – welcher Art auch immer – kann dabei wirksame Hilfestellung geben. Indem Sie mit den Händen kreativ gestalten, unterstützen Sie auch die Gestaltungsarbeit Ihrer Psyche. Und durch das Schreiben eines Tagebuchs machen Sie sich diese seelische Gestaltungsarbeit sogar bewußt.

Wenn Sie heute Ihre reine Fastenzeit beenden, lohnt sich auch eine kleine Reflexion über Ihre Erfahrungen mit den Seele und Geist unterstützenden Maßnahmen: Was hat Ihnen am meisten gelegen? Wodurch konnten Sie sich besonders gut entspannen? Woraus schöpften Sie die meiste Kraft? – Konzentrieren Sie sich noch einmal darauf.

Erster Aufbautag (Fastenbrechen)

Heute brechen Sie das Fasten. Für Ihren Organismus ist das schwieriger als der Einstieg ins Fasten. Er muß zurückschalten von Reinigung und Ausscheidung auf Nahrungsaufnahme und Verdauung; dazu gehört die Produktion von Verdauungssäften, die Rückkehr zu normaler Darmtätigkeit und die Gewöhnung des Kreislaufs an die Verdauungsarbeit. Das geht nicht schlagartig. Sie müssen ihm geduldig dabei helfen und ihn Schritt für Schritt wieder an feste Nahrung gewöhnen.

▷ Es sei eindringlich davor gewarnt, sich sofort wieder normaler Kost zuzuwenden. Der Organismus würde sofort dagegen rebellieren. Organschädigungen können die Folge sein.

▷ Außerdem würde Ihr Gewicht binnen kürzester Zeit auf den alten Stand hochschnellen.

Halten Sie sich deshalb an die Vorschläge in diesem Leitfaden und beachten Sie die folgenden Regeln. Die Aufbautage entscheiden letztlich über Erfolg oder Mißerfolg Ihres Heilfastens.

Regeln für die Aufbautage:

▷ Die gesamte Zeit über kein Salz verwenden! Salz während der Aufbautage führt zu aufgeschwemmtem Gewebe und aufgedunsenem Aussehen.

▷ Ballaststoffreich und fleischlos essen!

▷ Genausoviel trinken wie während der Fastentage (zwei Liter Kräutertee Ihrer Wahl oder Mineralwasser und ungesüßte Säfte)!

▷ Besonders intensiv und lange kauen!

▷ Verzichten Sie auf Gespräche bei Tisch, konzentrieren Sie sich ganz auf das Essen.

▷ Legen Sie sich nach jeder Mahlzeit eine Stunde lang

hin, um Ihren Organismus bei der ungewohnten Verdauungsarbeit zu unterstützen.

▷ Leiten Sie die Darmentleerung nicht mehr ein; warten Sie auf den natürlichen Stuhldrang.

▷ Sorgen Sie auch in diesen Tagen für ausreichende Bewegung, aber vermeiden Sie große Anstrengungen.

▷ Vermeiden Sie Hektik und seelische Belastungen.

Aufbaukost

morgens:	Kräuter- oder Fruchttee Ihrer Wahl (3 mittelgroße Tassen)
vor-mittags:	FASTENBRECHEN: 1 reifer Apfel; sehr gut kauen
mittags:	Kräuter- oder Fruchttee Ihrer Wahl (3 mittelgroße Tassen)
nach-mittags:	Kräuter- oder Fruchttee Ihrer Wahl (3 mittelgroße Tassen)
abends: vor 19 Uhr!	1 Teller Gemüsesuppe aus: 1 kleinen Kartoffel, 1 kleinen Karotte, 1 dünnen Stengel Lauch, ¼ einer kleinen Sellerieknolle, ½ TL Hefeflocken, frischen oder getrockneten Kräutern (z. B. Majoran, Petersilie, Muskatnuß) Alles schälen, zerkleinern, in ¼ Liter kochendem Wasser 15 Minuten gar kochen, alles pürieren, Hefeflocken dazugeben, mit den Kräutern abschmecken

Unbedingt notwendig:

▷ Trinken Sie auch heute unbedingt mindestens zwei Liter!

▷ Halten Sie innerlich am Fasten fest! Noch fasten Sie ja; machen Sie sich das immer wieder bewußt.

▷ Springen Sie also auf keinen Fall in den Alltag hinein. Nehmen Sie behutsam Kontakt zu ihm auf.

▷ Nehmen Sie die Gemüsesuppe am frühen Abend zu sich, nicht nach 19.00 Uhr (es könnte die Nachtruhe stören).

Wichtig: Achten Sie heute besonders darauf, daß Sie genügend ruhen! Nach jeder Mahlzeit legen Sie sich eine Stunde lang hin. Gehen Sie früh zu Bett.
▷ Heute keine eingeleitete Darmentleerung vornehmen!

Hilfreich: Behalten Sie von unseren Vorschlägen auch jetzt noch alles das bei, was Ihnen gutgetan hat. Führen Sie auch Ihr Tagebuch weiter.

Zweiter Aufbautag (behutsames Rückschalten)

Ihr Organismus ist noch sehr mit dem Rückschalten beschäftigt. Auch kann der Kreislauf noch labil sein. Aber schon heute werden Sie die kosmetischen Wirkungen des Heilfastens feststellen: Ihre Haut ist rosig, klar und feinporig geworden und fühlt sich glatt und weich an. Die Beläge auf Zähnen, Zahnfleisch und Zunge verschwinden.

Seien Sie nicht enttäuscht, wenn Sie auf der Waage eine leichte Gewichtszunahme feststellen. Sie kommt dadurch zustande, daß Ihr Körper jetzt, wo er wieder feste Nahrung verdauen muß, größere Mengen Flüssigkeit bindet.

Aufbaukost

morgens:	1 Knäckebrot mit 50 g Magerquark bestreichen und 2 TL Honig darüberträufeln
mittags:	Rohkostteller aus: 1 kleinen Karotte, ¼ einer Sellerieknolle, 1 kleinen Tomate, 100 g Sauerkraut (ungesalzen), mit Kräutern gewürzt (z. B. Basilikum, Schnittlauch, Petersilie), evtl. Knoblauch
abends:	1 Knäckebrot mit Kräuterquark aus 50 g Magerquark, Schnittlauch, Petersilie, dünnen Lauchringen, Pfeffer, evtl. Knoblauch

Nicht vergessen: Alles sehr gut kauen. Zwei Liter trinken! Die Backpflaumen für morgen früh einweichen.

Unbedingt notwendig:

▷ Trinken Sie auch heute wieder mindestens zwei Liter!
▷ Halten Sie sich unbedingt an die Aufbaukost! Essen Sie *nichts* zwischendurch; lassen Sie sich von nichts und niemandem dazu verführen: Sie würden ein Gutteil des Heilfastenerfolgs damit zunichte machen.

Wichtig: Es ist durchaus möglich, daß Ihre Leistungskraft in den ersten beiden Aufbautagen absinkt (ungewohnte Verdauungsarbeit). Halten Sie deshalb die Ruhepausen nach den Mahlzeiten ein. Denken Sie an das langsame Aufstehen.

▷ Horchen Sie genau auf Ihren Organismus, wieviel Bewegung ihm guttut. Heute müssen Sie ihn aber eher schonen.

▷ Stürzen Sie sich auch heute noch nicht voll in den Trubel! Für Geselligkeiten, Diskotheken- oder Kinobesuche ist es noch zu früh.

Öffnen Sie sich behutsam.

Hilfreich: Ihren Kreislauf sollten Sie durch leichte Gymnastik, Spaziergänge und auch das erweiterte Körperpflegeprogramm mit Trockenbürsten und Warm- und Kaltduschen anregen.

Dritter Aufbautag (Rückkehr zum alten Programm)

Ihr Organismus findet zunehmend in seine alten Aufgaben von Nahrungsaufnahme und Verdauung zurück. Der Kreislauf hat sich wieder stabilisiert. Der Darm sollte sich heute ganz normal entleeren.

Aufbaukost

morgens: Trinken Sie heute nach dem Aufstehen ein kleines Glas zimmerwarme Buttermilch zur Anregung der Darmtätigkeit.
Als Frühstück gibt es ein Müsli aus: Joghurt, 4 EL Müslimischung, 3 eingeweichten, zerkleinerten Feigen oder Backpflaumen

mittags: Pellkartoffeln mit Kräuterquark: 2 kleine Kartoffeln, weich gedämpft, 50 g Magerquark mit Schnittlauch, dünne Lauchringe, 1 kleine feingehackte Zwiebel, Pfeffer, evtl. Knoblauch

Zwischen-
mahlzeit: 1 Stück Obst

abends: Rohkostteller aus: Blattsalat, rohem Gemüse (z. B.
vor 19 Uhr! Tomate, Gurke, Rettich, Karotte) und 100 g Sauerkraut (ungesalzen), dazu Salatsoße aus: 1 großem EL Magerquark, 1–2 EL Wasser, 1 Spritzer Zitronensaft, Pfeffer, Kräutern

Unbedingt notwendig:

▷ Mindestens zwei Liter Flüssigkeit trinken. Das ist nach wie vor notwendig.

▷ Sollte das Glas Buttermilch am Morgen nicht gewirkt haben, dann mischen Sie unter jede Mahlzeit einen Teelöffel voll Leinsamen; das erleichtert die Darmtätigkeit.

▷ Wenn Sie auch am nächsten Morgen noch keinen Stuhlgang haben sollten, dann machen Sie einen Einlauf mit kühlem (nicht kaltem) Wasser. Heute jedoch noch keinen Einlauf!

Hilfreich: Lassen Sie sich noch nicht vom Alltag verschlingen! Bewahren Sie sich einen Freiraum, in dem sich Ihre Erfahrungen mit dem Heilfasten stabilisieren können. Diese Erfahrungen beziehen sich ja nicht nur auf physiologische Vorgänge wie Entschlacken, Abnehmen und Organregeneration, sondern auch auf seelische Vorgänge und Einstellungsänderungen. Wahrscheinlich haben Sie ein insgesamt neues, klareres Verhältnis zu sich selbst gewonnen, zu Ihrem Körper ebenso wie zu den geistigen und seelischen Bereichen Ihrer Person.

▷ Versuchen Sie heute, das alles noch einmal deutlich in Ihr Bewußtsein zu rücken und dort fest zu verankern. Es ist das Beste, was Sie für den Erhalt Ihres Heilfastenerfolgs tun können!

Das Tagebuch eignet sich dafür natürlich besonders gut: Lesen Sie es noch einmal durch, und versuchen Sie aus dem, was Ihnen besonders wichtig scheint, ein paar formelhafte Merksätze zu formulieren. Verwenden Sie darauf ruhig Mühe: Die Sätze sollten wie knappe und genau auf den Punkt gebrachte Werbeslogans klingen!

▷ Oder versuchen Sie, Ihre wichtigsten Erfahrungen kreativ in ein konkretes »Kunstwerk« umzusetzen, das für Sie zum Symbol des ganzen Heilfastens werden kann.

▷ Es genügt natürlich auch, wenn Sie Ihre Erfahrungen noch einmal in inneren Bildern an sich vorbeiziehen und gefühlsmäßig auf sich wirken lassen. Legen Sie sich dazu hin; im Liegen ist die Vorstellungskraft am stärksten und die erforderliche Entspannung am leichtesten zu erreichen.

Welchen Weg Sie auch immer wählen – verzichten Sie nicht darauf; denn erst durch die Reflexion werden aus Ihren Erlebnissen bleibende Erfahrungen.

Nachfastenzeit

Um die positiven Wirkungen dieses Heilfastens mit Leib und Seele solange wie möglich zu erhalten, ist es sicher nötig, am gewohnten Lebensstil einiges zu ändern. Die wichtigsten Bereiche, die davon betroffen sein dürften, sind Ernährung und körperliche Bewegung.

Ernährung

Unsere übliche Wohlstandskost – und das Ausmaß, in dem wir ihr zusprechen – macht nicht nur dick und übergewichtig, sondern sorgt auch für die zunehmende Ausbreitung ernährungsbedingter Zivilisationskrankheiten. Aber das weiß ohnehin jeder.

Solchen sich noch im latenten Frühstadium befindlichen Krankheiten (siehe Seite 36) hat das Heilfasten mit Entschlackung, Entgiftung, Regeneration der Organe und umfassender Aktivierung der Selbstheilungskräfte entgegengewirkt. Es bestehen also gute Aussichten, ihnen durch eine Umstellung der Ernährungsweise auf eine gesunderhaltende Kost dauerhaft aus dem Weg zu gehen. Die Gelegenheit dazu ist günstig: Das Fasten hat Ihnen bewiesen, daß man eingefahrene Ernährungsgewohnheiten aufgeben und den Verlockungen unserer Wohlstandskost im Grunde ganz leicht widerstehen kann. Die Aufbautage haben darüber hinaus die Erfahrung gebracht, daß bewußtes Essen trotz relativer Einfachheit eine Fülle von Genußmöglichkeiten bietet. In den Aufbautagen wurde sozusagen ein Probelauf für bewußte Ernährung absolviert – und zwar erfolgreich.

Die Ernährungsweise, die unter den bei uns gegebenen Lebensbedingungen als ideal gelten kann, ist die sogenannte Vollwertkost. Sie belastet den Organismus nur wenig, reduziert die Giftstoffeinlagerung im Gewebe und sorgt für gute Verdauung.

Wichtigstes Kriterium der Vollwertkost ist die größtmögliche Naturbelassenheit der verwendeten Lebensmittel. Außerdem zeichnet sie sich aus durch Frischkost, reichliche Verwendung von Vollkorngetreideprodukten und einen geringen Anteil von Fleisch und Fisch.

Einen ersten Eindruck von der Zusammensetzung der Vollwertkost vermittelt die nachstehende Grafik.

Zusammensetzung der täglichen Nahrung

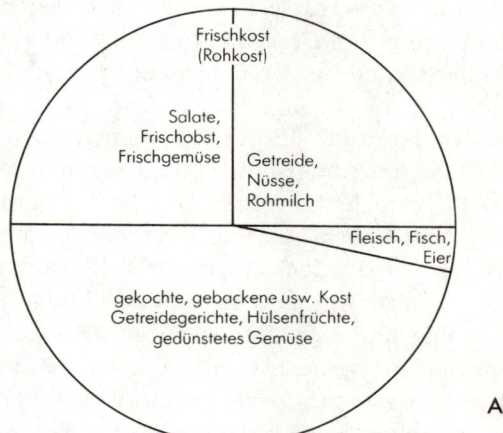

Frischkost
(Rohkost)

Salate,
Frischobst,
Frischgemüse

Getreide,
Nüsse,
Rohmilch

Fleisch, Fisch,
Eier

gekochte, gebackene usw. Kost
Getreidegerichte, Hülsenfrüchte,
gedünstetes Gemüse

Abb. 15

Allerdings gehört zur Vollwertkost oder Vollwerternährung nicht nur die Verwendung bestimmter Lebensmittel. Sie umfaßt als Ernährungsweise ein ganzes System von Regeln hinsichtlich der möglichst schonenden Zubereitung oder etwa auch der Gestaltung der Mahlzeiten usw. Informationsmaterial darüber (bei den regionalen Verbraucherzentralen erhältlich), Kochbücher, Anleitungen für Vorratshaltung, Warenführer und anderes mehr gibt es inzwischen in großer Zahl.

Körperliche Bewegung

Mangel an körperlicher Bewegung gilt neben der krankmachenden Ernährung als zweiter großer Feind unserer Gesundheit – gewiß zu Recht. Anregungen, wie man diesem Bewegungsmangel abhelfen kann, enthält dieses Buch in genügend großer Auswahl. Einige von diesen Anregungen auch in den Alltag der Nachfastenzeit zu übernehmen, wäre anzuraten. Die Frage ist nur: Wie schafft man das? – Hilfreich kann hier sein, sich ein paar Gedanken über die Ursachen unserer Trägheit, die der eigentliche Grund für den Bewegungsmangel ist, zu machen.

Den Hauptgrund für die Abneigung, sich mehr zu bewegen als unbedingt notwendig, sehe ich in dem uns oft gar nicht mehr bewußten Gefühl des permanenten Gehetzt- und Überlastetseins. Dieses eher unterschwellige Gefühl wird jedoch nicht durch körperliche Belastungen verursacht, sondern durch ständige nervliche Anspannung und psychischen Druck (Konkurrenzdenken, eigene und fremde Erwartungshaltung hinsichtlich Fortkommen, Leistung u. ä.). Daraus resultiert einerseits ein andauernder, in Wirklichkeit aber in diesem Ausmaß gar nicht existierender Zeitmangel und andererseits eine langsam zunehmende Erschöpfung; die allerdings besteht tatsächlich, obwohl wir sie uns meist nicht eingestehen. Eingebildeter Zeitmangel und uneingestandene Erschöpfung sorgen dafür, daß wir uns technischer Hilfsmittel zur Fortbewegung bedienen, wo immer das möglich ist; allen voran Auto und Lift. Und sie führen außerdem zu Kompensationen, um den Mangel an Lebensfreude, die sich unter solchen Bedingungen (Zeit-mangel, Erschöpfung) nur schwer einstellen kann, aus-zugleichen: exzessives Essen und Trinken, Drogen, Fern-sehen und andere Betäubungen. Allerdings bringt uns das alles nicht weiter: Der ohnehin kaum angestrengte Körper wird sich durch das Benutzen technischer Fort-bewegungsmittel nicht erholen, sondern sich nur noch mehr dem Gefühl der Erschöpfung hingeben und träge werden. Die Kompensationen schenken durchaus keine wirkliche Lebensfreude, sondern zementieren den Man-gel an ihr und verstärken dadurch eher das Gefühl des Vorwärtsmüssens und des Getriebenseins.

Dieser Teufelskreis muß durchbrochen werden, will man dem Bewegungsmangel dauerhaft abhelfen. Und das ist eine Sache des Bewußtseins und nicht der guten Vorsätze: Einerseits muß man sich klar darüber sein, daß die Erschöpfung nicht von körperlicher Überanstren-gung herrührt, sondern von psychischer und nervlicher Daueranspannung. Sie wird also nur durch nervliche und psychische Entspannung ausgeglichen werden kön-nen, niemals aber durch körperliche Untätigkeit und Unbeweglichkeit. Psychische und nervliche Entspan-nung wiederum findet man unter anderem in körperli-cher Betätigung, sogar körperlicher Anstrengung. Ande-rerseits muß man sich eingestehen können, daß das hohe Tempo unserer Zeit durchaus keinen objektiv bestehen-den Zeitmangel erzeugt, sondern daß dieses Gefühl aus einem inneren Gehetztsein resultiert.

Wenn einem das wirklich bewußt ist, wird es schon eher gelingen, der körperlichen Bewegung im Alltagsge-schehen mehr Raum zu geben, sich ihr konsequent zu widmen und allmählich Freude an ihr und damit am eigenen Körper zu entwickeln.

Fasten und
spirituelle Kraft

Heilfasten weckt und stützt im Fastenden die Bereitschaft, sich der spirituellen Ebene unserer Existenz zuzuwenden. Dieser vom Heilfasten ausgehende Impuls bewirkt Phasen ungewöhnlich klarsichtigen Denkens und auch Phasen von Hochstimmung, von Euphorie, während derer man bislang unbekannte Kräfte in sich fließen fühlt.

Daraus entspringen fast immer plötzliche und tiefgehende Erkenntnisse, die auch eine Umverteilung dessen zur Folge haben, was man in seinem Leben für wichtig hält und was nicht. Die Verbindung zu diesen geistigen (spirituellen) Kräften führt oft auch zu einer Art Initialzündung für grundlegende Veränderungen, für einen auch nach außen hin wirksamen – jedoch keineswegs zwangsläufigen – Zuwachs an elementarer Kraft.

Wenn dies geschieht, sind ganz sicher *alle* Ebenen der Person beteiligt. Sie wirken dann in idealer Weise zusammen, und man kann durchaus geteilter Meinung darüber sein, welche Ebene – die psychische, die spirituelle oder womöglich doch die organisch-physiologische – den entscheidenden Anteil daran hat. Aber es ist müßig, darüber zu streiten. Nach meinen Erfahrungen ist der entscheidende Faktor tatsächlich die Öffnung des normalerweise verschütteten Zugangs zur spirituellen Ebene der Person, der die dauerhafte Veränderung bewirkt. Fest steht jedenfalls, daß es ohne ihn nicht geht, daß der spirituelle Funke, den das Heilfasten schlägt, ohne die aufmerksame und bereitwillige Hinwendung zu dieser Dimension unseres Lebens nur ein momentanes Feuer, ein euphorisches Brennen entfacht, das bald wieder verlischt.

Aufmerksame Hinwendung gelingt um so leichter, je mehr man die bestehenden Zusammenhänge wenigstens vom Ansatz her begreift; das heißt hier: wenn man bereits vorher ein wenig seinen Blick für die spirituelle Dimension der Welt geschärft hat.

Ein weltlicher Weg zur Spiritualität

Religiöse Vorbilder

Der übliche Weg, den Zusammenhang zwischen Fasten und dem Zuwachs an spiritueller Kraft aufzuzeigen, führt über die großen geistigen Führer der Menschheit, die Religionsgründer und den Erlöser: über Buddha, Elias, Christus, Mohammed und viele andere bis hin zu Ghandi. Sie alle haben sich vor ihren entscheidenden, weltverändernden Taten für mehrere Wochen in die Einsamkeit zurückgezogen und gefastet. Danach erst hatten sie die Kraft, die nötig war, ihr Werk zu tun. Und ganz ohne Zweifel war es spirituelle Kraft, die ihnen durch das Fasten zuwuchs.

Es gibt jedoch auch einen »profanen«, weltlichen Weg – diesseits von Religion und Weisheitslehren –, den Zusammenhang zwischen Fasten und spiritueller Kraft zu erhellen und Ansatzpunkte aufzuzeigen, wie man ihn für das Wachsen und Erstarken der eigenen Persönlichkeit nutzen kann. Dieser Weg führt über die Wirklichkeit unseres modernen Alltags.

Unser alltäglicher Umgang mit der spirituellen Ebene

Religion und Spiritualität fallen in unserem Bewußtsein normalerweise zusammen. Beides verweisen wir in den Zuständigkeitsbereich der Geistlichen und ihrer Gottesdienste. In unseren alltäglichen Verrichtungen kommt Religion oder Spiritualität zumeist nicht mehr vor. Dort legen wir größten Wert auf den nüchternen Blick, halten uns strikt an konkrete Tatsachen und an die Logik. Jedenfalls bilden wir uns das ein.

Die Wirklichkeit unseres Alltags nämlich ist keineswegs so schmalspurig, wie das Ideal des nüchternen Blicks uns das weismachen will. Der Bezug zur spirituellen Dimension unseres Lebens ist auch in unserer hochzivilisierten und nüchternen Welt überall und in mannigfacher Weise präsent. Und er wird von uns sogar – meist ohne daß wir uns dessen bewußt sind – eifrig gepflegt. Mit jedem »Grüß Gott« oder »Guten Tag« tun wir das, mit jedem Glückwunsch, mit Sätzen wie »Fordere das Schicksal nicht heraus!«, »Versündige dich nicht!« oder »Beschrei' es nicht!«, mit einer Vielzahl von Redewendungen wie »eine glückliche Hand haben«, »den Teufel an die Wand malen«, »etwas bezaubernd finden«, und natürlich mit jedem »Prost!« (prosit: lat., es möge nützen), mit jedem Anstoßen der Gläser beim Trinken von Alkohol und so fort. Das alles hätte in einem wirklich nüchternen Umgang mit der Welt nichts zu suchen. Hier wird ganz offensichtlich die spirituelle Ebene ins Spiel gebracht und versucht – wenn auch angeblich nur zum Spaß –, Verbindung mit ihr aufzunehmen und ihre Kräfte zu nutzen.

Diese Anrufung der spirituellen Kräfte erschöpft sich keineswegs in Worten und Redensarten, sondern durchzieht auch unser konkretes Handeln, wie beim schon erwähnten Anstoßen mit den Gläsern. Sehr klar tritt das zutage beim Tragen von Talismanen, den Glückspfennigen, vierblättrigen Kleeblättern und den zahllosen individuellen oder kollektiven Ritualen, mit denen wir Glück herbeizaubern oder Unglück abwenden wollen. Weniger offensichtlich ist das bei Ritualen, von denen wir zwar noch eine gefühlsmäßige Ahnung, aber kaum mehr ein Bewußtsein haben, zum Beispiel beim gemeinsamen Sich-um-einen-Tisch-Setzen. Überhaupt beim Sitzen oder Tanzen im Kreis, beim Ringen der Hände in Verzweiflung, beim mehrfachen Wiederholen ein und desselben Satzes oder Wortes zur Bekräftigung oder eigentlich Beschwörung. In all diesen Beispielen werden geistige Kräfte oder Mächte angerufen, um sich ihrer Mithilfe zu versichern.

Aber es gibt auch noch eine Kategorie von Handlungen oder Verhaltensphänomenen, bei denen uns der ursprünglich vorhandene Bezug zur spirituellen Ebene – der diesen Verhaltensweisen überhaupt erst ihren Sinn gab – völlig verlorengegangen ist und die heute, nüchtern betrachtet, nur noch als kollektive Psychose begreifbar sind. Dazu gehört zum Beispiel der Kult, den wir mit dem Glanz und der Glätte treiben. Nur ihn will ich hier aufgreifen, denn er führt uns zum Heilfasten zurück.

Die Faszination des Glanzes

Glätte und vor allem Glanz üben auf uns eine so unwiderstehliche Faszination aus, daß wir davon gar nicht genug bekommen können. Alles soll glänzen, spiegelglatt sein, blinken oder gleißen, Glanz verbreiten. – Was haben wir davon?

Beim Schmuck ist das noch am leichtesten zu verstehen: Er soll den Glanz (die Ausstrahlung) seiner Trägerin oder seines Trägers erhöhen oder auch dessen, der ihn bezahlt hat. Alle Versuche, den Glanz des Schmucks durch schrille Farben zu ersetzen, sind letztlich gescheitert: Zum wirklich wertvollen Schmuck gehört nach wie vor der Glanz, das Glitzern und Gleißen. Auch der kostbarste Diamant ist als Schmuck so lange nichts wert, bis er nicht durch den entsprechenden Schliff sein berühmtes Feuer entfalten kann.

In anderen Bereichen ist unsere Vorliebe für den Glanz kaum noch verständlich; er ist dort einfach unpraktisch. Beim Hochglanzpapier von Werbeprospekten und Illustrierten ist das der Fall. Halbmatt wäre für die Augen viel angenehmer; es ließe auch Farben und Formen klarer und schärfer hervortreten, da es keine verfälschenden Reflexe gäbe. Aber nein – es muß Hochglanz sein: Er wirkt am wertvollsten und überzeugendsten.

Vollends unsinnig wird die Vorliebe für glänzende, spiegelnde Oberflächen bei den Autolacken und den gerade bei besonders wertvollen Luxusausführungen immer noch begehrten Chromteilen der Autos. Hier ist der Glanz einfach gefährlich: Seine Blendwirkung provoziert Unfälle. Dennoch halten wir daran fest und sorgen mit Waschanlagen und Hochglanzpflegemitteln für seinen makellosen Erhalt. Was aber hat das mit Spiritualität zu tun?

Es ist im Grunde sehr einfach: Glanz ist ein Symbol, ein Ursymbol für Energie, und zwar höhere, reine, also spirituelle Energie.

Der strahlende Glanz, den ein geschliffener Edelstein verbreitet, der Hochglanz der Werbeprospekte und das Blinken und Gleißen der Autodächer stellen eine Verbindung her zur spirituellen Ebene und ihren Kräften. Daß wir diesen Zusammenhang vergessen haben, den Glanz also nicht mehr als Symbol, sondern als Selbstzweck ansehen, kann an der Tatsache nichts ändern, daß er Symbolkraft besitzt. Der Strahlenkranz eines Brillanten und der Strahlenkranz um das Haupt christlicher Heiliger symbolisieren dasselbe: spirituelle Energie.

Die Kraft der Symbole

Symbole sind nicht einfach Zeichen für etwas. Das Wort Symbol stammt vom altgriechischen *symballein*, das zusammenwerfen oder zusammenhalten bedeutet. Ein (echtes) Symbol vereint verschiedene Ebenen der Wirklichkeit. Es weist nicht nur auf die spirituelle Dimension, sondern es hat auch Anteil an ihr. Das unterscheidet es vom bloßen Zeichen. Im Glanz, der ja durchaus auch etwas Materielles ist, nämlich vollständig reflektiertes Licht, als Symbol ist die spirituelle Kraft anwesend. Das macht ihn so unwiderstehlich. Nicht umsonst nennen wir die Unwiderstehlichkeit von Menschen, die schwer erklärbar ist, Ausstrahlung.

Von der spirituellen Kraft des Symbols Glanz zum Heilfasten ist der Weg gar nicht so weit, wie es zunächst vielleicht scheint.

In unserem Alltag ist Glanz sehr eng mit Putzen, Waschen und Polieren verbunden, also mit Saubermachen, mit Reinigung. Glanz und Reinheit sind aber auch in unserem Empfinden miteinander verknüpft. Der »Glanz der Jugend« ist nahezu gleichbedeutend mit der »Reinheit der Jugend«. Die Wendungen »strahlend schön« oder »makellos schön« beinhalten – ein wenig versteckt – dasselbe. Und in allem spürt man deutlich den Bezug zum Überirdischen, zum Absolut-Reinen, das frei ist vom Schmutz der Materie: den Bezug zur spirituellen Dimension.

Reinlichkeit als Sehnsucht nach spiritueller Kraft

Die Sehnsucht nach Teilhabe an dieser spirituellen Kraft ist tief in uns verankert. Heute ist sie meist ins Unbewußte abgedrängt; denn in unserer naturwissenschaftlich ausgerichteten Zeit gilt eine solche Sehnsucht allenfalls als störend. Natürlich bleibt sie dennoch bestehen und treibt dann aus dem verborgenen heraus kuriose Blüten.

Aber nicht nur die Sehnsucht ist der Verdrängung anheimgefallen, auch das Wissen darum, wie man sich der spirituellen Ebene nähert, ist weitgehend in Vergessenheit geraten. So ist uns nicht bewußt, daß unsere ganze Reinlichkeit, all das Schrubben und Putzen, Waschen und Polieren – bis alles glänzt, »daß man sich drin spiegeln kann« – auch Symbolcharakter hat, also einen Zugang zur spirituellen Ebene darstellt.

Der vielbelächelte sogenannte Putzfimmel kann mit einer neurotischen Angst vor Krankheitskeimen nicht befriedigend erklärt werden. Zumindest braucht es zur Keimfreiheit den Glanz nicht.

Glänzen muß es, weil wir die Reinigung so weit treiben wollen, bis das ursprünglich angestrebte Ziel, das unterschwellig eben immer noch wirksam ist, nämlich die Vorbereitung auf den Kontakt mit den spirituellen Kräften, erreicht ist: Der Glanz zeugt davon. Er *ist* ja zum Teil spirituelle Kraft, er ist Symbol für sie und hat als solches Anteil an ihr.

Dieser Zusammenhang ist unserem Bewußtsein verlorengegangen. Übriggeblieben sind der Putzfimmel und die unerklärlich und kindlich erscheinende Freude an allem, was glänzt.

In anderen Kulturen hat sich das Bewußtsein vom Zusammenhang zwischen Reinigung und Vorbereitung auf den Kontakt mit der geistigen Ebene bis heute erhalten – trotz moderner Zivilisation. So wird zum Beispiel in jedem jüdischen Haushalt vor dem heiligen Sabbat alles »blitzblank« geputzt. Der Sabbat ist ausschließlich dem Gottesdienst (dem Kontakt mit der spirituellen Ebene) vorbehalten, und die Vorbereitung darauf besteht traditionsgemäß in gründlicher Reinigung seiner selbst wie der Umgebung. Übrigens wird am Sabbat auch gefastet, womit wir wieder beim Thema sind.

Die freiwerdenden Kräfte beim Heilfasten

Reinigung als zentrales Geschehen

Im Heilfasten wird uns dieser Zusammenhang nun deutlich vor Augen geführt, unübersehbar. Reinigung ist im Heilfasten ja das zentrale Geschehen. Es beginnt – genaugenommen – im Bewußtsein des Fastenden, indem er verzichtet: auf das Essen, auf Ablenkung, auf Befriedigung von Gelüsten und so fort. Fortgeführt wird die Reinigung dann vom rigorosen Selbstreinigungsprozeß des Organismus. Der wiederum zwingt uns durch vermehrte Ausscheidung über Haut, Schleimhäute und Atem, auch die äußerliche Reinigung des Körpers bewußter und ausgiebiger zu betreiben als sonst. Nimmt man die Reinigungsvorgänge im seelischen Bereich und die damit zusammenhängende Bereinigung im Feld der sozialen Beziehungen hinzu, kann man sich des Eindrucks kaum erwehren, daß sich eigentlich alles um diesen einen Punkt dreht: *Reinigung.*

Es ist tatsächlich der Dreh- und Angelpunkt oder springende Punkt, auch in bezug auf den Zugang zur spirituellen Ebene. Denn diese – wie besessene, rauschhafte – Reinigung der ganzen Person entfaltet auch als Symbol eine gewaltige Kraft, wahrscheinlich die entscheidende überhaupt.

Zunächst aber steht eine andere, psychische Kraft im Vordergrund des Erlebens: das Gefühl der Befreiung.

Befreiung durch Reinigung

Die Reinigungsvorgänge in Physis und Psyche bedeuten ja auch ganz konkret eine Befreiung. Schlacken, Schadstoffe und überflüssige Fettdepots behindern den Organismus in seinen Funktionsabläufen, engen ihn ein, fesseln ihn in gewisser Weise. Wenn das alles abgebaut und ausgeschieden ist, bedeutet das unbehindertes Funktionieren, Wegfall der Einengung: Befreiung. In der Schärfung der Sinnesorgane ist das auch praktisch erfahrbar. Im seelischen Bereich besteht der Reinigungsprozeß zum Großteil im Abbau von Blockaden und im Lösen von Verkrampfungen, das heißt in einem Öffnen der Kanäle, in denen die psychischen Energien fließen. Man fühlt – und kann es beobachten –, wie diese Energien Probleme und Konflikte bereinigen, die bislang nur mühsam unter Kontrolle gehalten wurden, wie sie Verletzungen heilen und Lasten abtragen, die schwer auf der Seele lagen.

Der Fastende fühlt sich im Verlauf dieses Prozesses innerlich immer mehr entlastet, befreiter, freier und – stärker.

Hinzu kommt ein weiterer, sehr wesentlicher Punkt: das Gefühl der Befreiung von der Notwendigkeit zu essen. Natürlich weiß man auch als Heilfastender, daß man irgendwann wieder essen muß, daß man also keineswegs frei vom Zwang zur Nahrungsaufnahme ist, aber so vernünftig sind die Gefühle nicht. Sobald der Organis-

mus vollständig auf das Leben aus den Vorräten umgeschaltet hat, taucht dieses Gefühl der Unabhängigkeit
auf und wird im weiteren Verlauf des Fastens immer
stärker.

Es erstreckt sich bald auch nicht mehr nur auf das
Essen, sondern geht allmählich in ein Gefühl genereller
Unabhängigkeit über. Unterstützt wird es dadurch, daß
man sich ja auch faktisch aus dem Alltagsgeschehen und
seinen Bindungen und Verpflichtungen herausgenom-
men hat, sich weitgehend auf sich selbst konzentriert
und feststellt, daß das durchaus nicht langweilig ist. Das
Geschehen an und in einem selbst ist mindestens genauso
aufregend, vielgestaltig, anregend und beglückend wie
das draußen, dem man soviel Aufmerksamkeit geschenkt
hat und wo man glaubte, nichts versäumen zu dürfen.
Vor allem aber: Dieses innere Geschehen gibt Kraft,
anstatt Kraft zu kosten.

Man fühlt sich also auch unabhängig vom sozialen
Umfeld und – man fühlt sich überlegen.

Überlegenheitsgefühle

Das Überlegenheitsgefühl, in das man während des Heilfastens gleichsam hineinrutscht, auch wenn man sich
immer wieder klarmacht, daß es keiner objektiven Überprüfung hinsichtlich seiner Berechtigung standhalten
würde, hat im wesentlichen zwei Quellen. Die eine ist das
eben skizzierte Empfinden der Unabhängigkeit von den
materiellen (»niederen«) Bedürfnissen, die für den Nor-
malsterblichen – also den Nichtfastenden – weitgehend
lebensbestimmend sind: Bedürfnis nach Nahrung, Ge-
selligkeit, Bestätigung, Ablenkung, künstlichem Sinnes-
reiz usw. In einer bestimmten Phase des Fastenprozesses
glaubt man (und weiß natürlich, daß es nicht stimmt),

endgültig von diesen Abhängigkeiten, »Verstrickungen« befreit zu sein oder sich doch zumindest bald ganz davon freimachen zu können. – Aber das ist nicht einmal die ergiebigste Quelle des (allmählich in schwindelnde Höhen wachsenden) Überlegenheitsgefühls.

Die wichtigere ist die immer klarer im Bewußtsein auftauchende spirituelle Dimension der Welt. Dieser Vorgang ist natürlich kaum adäquat beschreibbar. Eine Folge des sich eröffnenden Zugangs zur geistigen Ebene ist die Verschiebung der Wertigkeiten im Bewußtsein des Fastenden. Der eigene Blick richtet sich immer ausschließlicher auf die »wesentlichen Dinge«. – Das sind all jene Sinn- und Existenzfragen, auf die es keine intellektuelle Antwort gibt, die man nur erfahren kann. Und er wird dabei auch immer klarsichtiger. Meist spürt man sogar sehr deutlich, woher die neue Klarsichtigkeit rührt; man erkennt und erfährt die Symbolkraft der Reinigung und entdeckt das Geheimnis der *Reinheit*.

Rein werden, um immer mehr spirituelle Energie einzulassen, letztlich ganz von ihr erfüllt zu sein, das erscheint als das Wichtigste überhaupt, als die eigentliche Erfüllung.

Daß man in dieser Phase für all die anderen, die Nichtfastenden, die mit einer in unseren Augen geradezu lächerlichen Betriebsamkeit lauter nichtigen Dingen nachjagen und sich obendrein mit riesigen Mengen von Nahrung vollstopfen, sich also immer weiter verunreinigen – daß man für sie und ihre offensichtliche Unwissenheit, Blindheit, Dummheit nur noch Verachtung übrig hat und sich ihnen haushoch überlegen fühlt, ist nur folgerichtig.

Fasteneuphorie

Natürlich widerspricht dieses maßlose Überlegenheitsgefühl der angestrebten Reinheit zutiefst. Es ist die pure Überheblichkeit, die einen da ergreift, die Hybris – und sie hält eine ganze Weile an. Beim längeren Fasten erfährt sie meist noch eine Steigerung zu Machtgefühlen bis hin zum Machtrausch.

Unterstützend wirkt hier die spätestens am fünften reinen Fastentag einsetzende Fasteneuphorie. Sie wird unter anderem, also nicht ausschließlich, von einem physiologischen Vorgang ausgelöst: vom verstärkten Auftreten der Endorphine. Das sind spezielle, noch wenig erforschte Hormone, die im Gehirn gebildet werden und an der Entstehung von freudiger Erregung und Glücksgefühlen beteiligt sind.

Die Fasteneuphorie ist das Gefühl einer ungeheuren Freude über die eigene, auch innere Kraft, das Gefühl, alles zu vermögen, sich nichts und niemandem beugen zu müssen, gleichsam die Zügel des Kosmos selbst in Händen zu halten. Es fehlt nicht viel, und man fühlt sich in einem wahren Machtrausch als Herrscher der Welt.

Aber es ist nicht *nur* das. Schließlich hat man keine Drogen geschluckt, die ähnlich rauschhafte Wirkungen erzeugen können, sondern man fastet. Man hat sich der Symbolkraft der Reinigung anvertraut, und was mit zunehmendem Reinerwerden, auch der Gefühle, tatsächlich wächst, ist die Kraft des *Verstehens*, nicht der Macht.

Sensibilisierung für die spirituelle Ebene

Es muß auch nicht unbedingt zu einem solchen Machtrausch kommen. Zwar führen das Gefühl innerer Kraft, der Unabhängigkeit und Überlegenheit, die Euphorie und die bewußt wahrgenommene Präsenz der spirituellen Ebene meist tatsächlich zu Machtphantasien, aber wie weit man sich in sie hineinsteigert, das ist einerseits von der eigenen Persönlichkeitsstruktur abhängig und andererseits davon, wie man mit diesen Phantasien (der Machtversuchung?) konkret umgeht (siehe Seite 164). Daran wird sich entscheiden, was letztlich im Vordergrund steht: das Kraftgefühl, der Machtgedanke oder die fortschreitende Sensibilisierung für die spirituelle Ebene.

Buchinger berichtet von länger Fastenden, bei denen sich diese Sensibilität bis zur Medialität steigerte, bis zur Fähigkeit, selbst Medium (Mittler) zwischen spiritueller und materieller, sinnlich wahrnehmbarer Ebene zu sein. Das sind natürlich Sonderfälle, die jedoch die prinzipiellen Möglichkeiten deutlich machen.

Die Erfahrungen des normalen Heilfastenden mit der spirituellen Ebene sind bescheidener, aber dennoch faszinierend. Sie vermögen uns die Augen zu öffnen und sind weit ungefährlicher.

Was von nahezu allen längere Zeit Fastenden erlebt wird, ist die wachsende Empfänglichkeit für spirituelle Energie. Man erfährt diese Energie zunächst als immer wiederkehrende klarsichtige Augenblicke. Man hat plötzlich das fast körperlich spürbare Empfinden, zu verstehen, was eigentlich vor sich geht in der Welt. Man sieht, daß alles ganz anders ist und im Grunde ganz einfach. Es ereignet sich so etwas wie ein Aha-Erlebnis, das allerdings nicht im Gehirn, im logischen Begreifen, stattfindet, sondern die ganze Person ergreift.

Dieses Verstehen betrifft anfangs meist das eigene Leben, bestimmte Zusammenhänge in ihm, oder auch den eigenen Organismus, zum Beispiel die untrennbare

Verbindung von Körper und Seele oder das deutlich fühlbare Vorhandensein und Mitwirken der spirituellen Dimension.

Man spürt auch sehr deutlich, daß die Klarsichtigkeit solcher Augenblicke nicht dem eigenen Denkvermögen entspringt. Man erfährt sie als von einer Kraft bewirkt, für die man nur Durchgangsstation ist. Sie fließt in das eigene Bewußtsein (oder die Seele) ein und auch wieder hinaus, tritt nach außen. Und diese Kraft klärt sowohl den Blick auf sich selbst als auch auf die Welt. Es kommt immer wieder zu einer überraschenden Änderung der Perspektive, zu plötzlichen intuitiven Erkenntnissen, als ob sich ein inneres Muster enthüllte.

Solche Erkenntnisse sind zum einen äußerst beglückkend (sie schenken eine nicht näher benennbare Gewißheit, Sicherheit, Aufgehobenheit), und zum anderen erhöhen sie die Empfänglichkeit, die Sensibilität für die spirituelle Ebene. Es schärft sich der Blick für Entsprechungen zwischen innerer und äußerer Welt und für die seltsame Synchronizität (das bedeutet zur selben Zeit und nach demselben Muster) ihrer Abläufe wie für die Allgegenwart der Symbole und ihrer Kraft und die energiespendende Macht der Rituale.

Daß die Fähigkeit, mit der spirituellen Ebene und ihren Kräften in Kontakt zu treten, eng mit der Reinigung zusammenhängt, der sich Organismus und Psyche durch das Fasten unterziehen, spürt man deutlich. Man erfährt es ja auch hautnah: Reinigung ist nicht nur der Vorgang des Entschlackens und Aufarbeitens; sie erweist sich darüber hinaus als Symbol für das In-Verbindung-Treten mit höheren, spirituellen Kräften. Sie ist also gleichzeitig das In-Verbindung-Treten, sie *ist* bereits die Brücke.

Aufgrund dieser Erfahrung betonen die meisten Heilfastenden schon von sich aus die äußerliche Reinigung des Körpers immer nachdrücklicher, und sie *ritualisieren* sie sogar, um die kraftgebende Verbindung zur spirituellen Ebene zu verstärken.

In Demut zur spirituellen Kraft

Die Energie der spirituellen Ebene, deren Wirkungsweise man ebenso wie sie selbst so schwer beschreiben kann, richtet sich, wenn die Verbindung zu ihr gelungen ist, natürlich auch nach außen. Während des Fastens, wenn alle Vorgänge der Reinigung dienen, alles nach Reinheit strebt, zeigt sie sich in der berühmten Ausstrahlung, was ja fast ein Synonym für Glanz ist, eines der Symbole für spirituelle Energie. Sie wird also von den anderen wahrgenommen und verleiht dem Träger dieser Ausstrahlung ein gewisses Maß an Unwiderstehlichkeit. (Gewiß wirken an dieser Ausstrahlung auch psychische Energie und Vitalität mit, das Ausschlaggebende ist nach meiner Überzeugung aber das Vorhandensein spiritueller Kräfte.) Das birgt die Versuchung in sich, sie weiterzuentwickeln und zum eigenen Nutzen gezielt einzusetzen, das heißt Macht auszuüben. Diese Versuchung kann sehr groß sein, denn der Machtgedanke taucht ja bereits aus anderen Gründen (siehe Seite 159) auf.

Davor möchte ich warnen! Spirituelle Energie läßt sich nur sehr schwer manipulieren.

Die Gefahr ist groß, durch Versuche, die gewonnene Kraft als Macht einzusetzen, den innerlichen Zugang zur spirituellen Dimension wieder zu verlieren. Denn die innere Haltung, in der der Wille zur Machtausübung wurzelt, das Machen-Wollen und Erzwingen-Wollen, widerspricht dem Offensein, der Empfänglichkeit.

Um den Kontakt zu den spirituellen Kräften zu festigen und sich überhaupt die Empfänglichkeit für sie zu bewahren, ist eine ganz andere Haltung erforderlich: Demut.

Dieses Wort hört man heutzutage nicht so gern, wo wir doch alle nach dem Gegenteil streben: nach dem Aufsteigen, Sich-Behaupten, Herrschen und der Macht. Wieder wird etwas von uns verlangt, das sich gegen die Ziele unseres alltäglichen Lebens richtet und tiefsitzende Muster aufbricht.

Wer sich ernsthaft den Zugang zur geistigen Ebene erhalten will, kommt darum allerdings nicht herum. Priesterinnen und Priester aller Zeiten, deren Handeln ja dem Zweck dient, den Kontakt zur spirituellen Dimension herzustellen und zu pflegen, also offenzuhalten, haben uns diese innere Haltung der Demut praktisch vorgeführt. Ihre Handlungen sind Rituale (zu denen immer auch solche der Reinigung und das Fasten als umfassendstes Reinigungsritual gehören), die Gerätschaften und Zeichen, die sie verwenden, sind Symbole, und ihr Handeln ist Unterwerfung: sich verneigen, niederknien, den Nacken beugen – also wehrlos darbieten –, sich in den Staub werfen. Das alles sind Bekundungen von Unterwerfung, äußerer Ausdruck von Demut; gleichzeitig aber sind es Symbole für Empfänglichkeit. Der Lohn für die Unterwerfung ist der Empfang der spirituellen Kraft. Immer und in allen Religionen kommt nach der Unterwerfung das Sich-Aufrichten, Sich-Erheben und meist sogar das Aufrecht-Dastehen mit ausgebreiteten Armen: Sinnbild der nun nach außen strahlenden spirituellen Kraft.

Praktische Unterstützung
der spirituellen Dimension

Schwerpunkte

Wer sein Heilfasten nach dem in diesem Buch gegebenen 10-Tages-Plan gestaltet, wird mit der spirituellen Seite dieses Prozesses ganz sicher konfrontiert; es läßt sich gar nicht vermeiden. Man kann das einfach hinnehmen, es in sich einlassen, sich daran freuen, ohne diese Seite besonders zu betonen. Wenn es einem gelingt, sie zuzulassen und in den Gesamtprozeß Heilfasten zu integrieren, wird sie ihre Wirkung tun.

Wen aber gerade diese Seite besonders interessiert, oder wer sich während des Fastens von ihr hat einfangen lassen, so daß es ihm plötzlich gar nicht mehr so sehr auf das Abnehmen ankommt, dessentwegen er vielleicht zu fasten begonnen hatte, kann sein Verhalten gezielt auf Erfahrungen im spirituellen Bereich ausrichten. Ich will im folgenden keine detaillierte Anleitung dafür geben, wie das im einzelnen zu bewerkstelligen ist. Das würde meiner Erfahrung nach nur zum »Rumprobieren, ob das auch wirkt« verführen – und das wäre eine entschieden falsche Einstellung diesem ganzen Bereich gegenüber. Ich will sie deshalb gar nicht erst herausfordern. Der (Irr-)Glaube, alles ließe sich bewerkstelligen, würde man nur die entsprechende Verfahrensweise kennen, wird der spirituellen Dimension nicht gerecht.

Das Leitmotiv für den Umgang mit Erfahrungen auf der spirituellen Ebene und ihren Kräften heißt *Achtsamkeit*. Darin schwingt Achtung mit und Aufmerksamkeit und auch Behutsamkeit und Obacht. Das verträgt sich weder mit garantiert funktionierenden Verfahrensweisen noch mit oberflächlichem Rumprobieren.

Was hingegen sinnvoll erscheint und Hilfestellung gibt, sind Hinweise darauf, welchen Bereichen des Heilfastenprozesses man sich besonders zuwenden bzw. welche Schwerpunkte man im eigenen Verhalten setzen sollte.

Es sind vor allem folgende zwei Punkte, auf die es ankommt und die es zu fördern gilt:

▷ Empfänglichkeit für die spirituelle Dimension
▷ Demut bzw. Unterwerfung

Empfänglichkeit für die spirituelle Energie

Alles, was zu einer Konzentration auf die Mitte der eigenen Person anregt oder dorthin führt, fördert die Empfänglichkeit für die spirituelle Dimension.

Die »Mitte der Person« ist kein körperlicher Mittelpunkt (physikalischer Schwerpunkt), sondern die Mitte (oder der Schnittpunkt) aller Ebenen der individuellen Existenz. Sie umschließt gleichzeitig alle diese Ebenen und ist also eine eigene Dimension. Durch sie stehen wir mit »dem Ganzen« in Verbindung. Sie führt also über uns selbst, über unsere Individualität hinaus.

Diese Mitte zu erreichen, sich in sie zu versenken bzw. darin aufzugehen, ist erklärtes Ziel jeder Meditation.

Meditationstechniken gibt es in zahlreichen Varianten, die sich unterschiedlicher Hilfsmittel bedienen. Manche arbeiten mit optischen Hilfen (z. B. Mandalas, siehe Seite 100), andere mit akustischen, gedanklichen oder mit der Bewegung. Alle dienen demselben Zweck: den ungeordneten Strom der Gedanken und Gefühle zunächst auf einen Punkt oder in eine Richtung zu lenken, sie zu kanalisieren und schließlich ganz versiegen zu lassen. Nachdem das gelungen ist, ist der eigentliche meditative Zustand erreicht.

Der meditative Zustand bedeutet gleichzeitig enge Verbindung zur spirituellen Ebene.

Ihn zu erreichen, gelingt nur durch langes und regelmäßiges Üben, also das, was landläufig als Meditieren bezeichnet wird. Aber schon das Üben an sich, das konkrete Sich-Bemühen um den meditativen Zustand, dient der Empfänglichkeit für spirituelle Kräfte.

Welche Meditationstechnik der eigenen Persönlichkeit am besten entspricht, wird jeweils die Erfahrung zeigen. Literatur oder Einführungskurse informieren umfassend über die verschiedenen Möglichkeiten (z. B. *Der Meditationsführer* von Margit Seitz). Meist stellt sich dabei schon heraus, zu welcher Technik man besonders neigt.

Eine Sonderstellung nimmt in diesem Bereich die geführte Meditation (siehe Seite 98) ein. Zwar ist auch ihr Ziel letzlich die Konzentration auf die eigene Mitte, aber sie geht dabei einen ungewöhnlichen Weg. Anstatt das Leerwerden von allen Gedanken und Gefühlen anzustreben, greift sie die inneren Bilder – aus denen Gedanken letzlich bestehen – des Meditierenden auf und lenkt sie auf Ursymbole und Rituale, die als archetypische Muster im Unbewußten jedes Menschen vorhanden sind.

Das bildhafte Erleben dieser Muster in der inneren Vorstellung führt ebenfalls an die Schwelle jener Dimension, über die wir mit dem Ganzen verbunden sind, und erhöht die Empfänglichkeit für die Kräfte der spirituellen Ebene.

Jede Art von Meditation oder meditativer Beschäftigung, wie etwa das Ausmalen eines Mandalas (siehe Seite 100), läßt sich durch die Wirkung bestimmter Düfte unterstützen.

Daß bestimmte Duftstoffe die Bereitschaft, sich der

spirituellen Dimension zu öffnen, in erheblichem Maße fördern, ist seit Jahrtausenden bekannt. Überall auf der Erde und zu allen Zeiten wurden Duftstoffe verwendet, wenn es darum ging, den Kontakt zu den höheren Mächten, der Gottheit, den Dämonen oder Göttern herzustellen. Auch heute noch bedient sich selbst die christliche Kirche – die über jeden Verdacht der Geisterbeschwörung erhaben sein dürfte – der Wirkung des Weihrauchs zur Unterstützung der Gottesdienste.

Bevor man sich selbst solcher Düfte vielleicht in Form von Räucherstäbchen, Verdunstungsschalen für ätherische Öle oder ähnlichem bedient, sollte man sich eingehend über deren Wirkung informieren (z. B. im Buch *Die heilende Kraft der Wohlgerüche und Essenzen* von Martin Henglein).

Diese Wirkungen sind meist sehr komplex, und man muß genau zu unterscheiden und zu dosieren wissen, um unerwünschte Nebenwirkungen ausschließen zu können.

Eine weitere, ganz andere Methode, die Empfänglichkeit anzuregen oder zu optimieren, habe ich bereits erwähnt: Die Ritualisierung der äußerlichen Reinigung während des Heilfastens. Meist ergibt sich das aus der konkreten Erfahrung mit der Symbolkraft der Reinigung von selbst. Rituale sind tatsächlich ein sehr wirksames Mittel, sich der spirituellen Ebene – und auch der eigenen Mitte – zu nähern. In ihnen wird das Element »Form« betont und gleichsam erhöht: Man unterwirft sich ihm als einem höheren Prinzip.

Demut und Unterwerfung

Die bewußte Überwindung von Allmachtsgefühlen und Machtgelüsten ist eine ganz wichtige Voraussetzung da-

für, die Verbindung zur spirituellen Energie aufrechtzu-
erhalten. Das Ergebnis dieser Überwindung ist die Demut; ihr konkretes Handeln ist die Unterwerfung.

Im Heilfasten-Leitfaden wurden bereits symbolische
Haltungen (Körperstellungen) der Unterwerfung angesprochen und empfohlen:

▷ in der Yoga-Haltung als »Unterwerfung« (siehe
Seite 95)

▷ beim Einlauf als »Demutshaltung« (siehe Seite 72).

Die Yoga-Haltung ist ursprünglich und eigentlich ja
Bestandteil eines Heilsweges, eines Weges zur Vereini-
gung (das bedeutet das Wort Yoga) mit dem Ganzen. In
der Yoga-Haltung wird gleichermaßen die körperliche,
seelische und spirituelle Ebene des Menschen angesprochen und stimuliert.

Die »Unterwerfungs«-Haltung führt zur vollständigen
Entspannung der Muskulatur und darüber hinaus zur
tiefgreifenden Entspannung des seelischen Bereichs. Sie
bewirkt ein Absinken des Bewußtseins zur Mitte hin und
schlägt gleichzeitig über ihre starke Symbolkraft eine
Brücke zur spirituellen Dimension. (Und sie hilft gegen
Machtphantasien!)

Die »Demutshaltung« beim Einlauf hat eine ähnlich
komplexe und sehr nachhaltige Wirkung.

Der Einlauf als eingeleitete Darmentleerung, also bewußt vollzogene Reinigung, ist stark negativ besetzt. Wir
empfinden ihn an sich schon als demütigend, obwohl
kein objektiver Grund dafür vorhanden ist. Hier wirkt
sich die generelle Tabuisierung des gesamten Analbe-
reichs aus. Er ist der Bereich unseres Körpers, der als am
»unwürdigsten« gilt, der auch, mehr noch als der Geni-
talbereich, am stärksten mit Schamgefühlen besetzt ist
und am konsequentesten bedeckt gehalten wird. Die

negative Besetzung des analen Bereichs ist so fest in uns verankert, durch Erziehung im weitesten Sinne, daß uns diese Region des eigenen Körpers völlig fremd, ja sogar unangenehm ist. Sich mit ihr – über die notwendigen Ausscheidungsvorgänge hinaus – gezielt zu beschäftigen, halten wir für unanständig und scheuen davor zurück, selbst wenn es – wie beim Einlauf – ganz im verborgenen geschieht!

Es bedeutet also eine große Überwindung, ein bewußtes Durchbrechen psychischer Barrieren, sich überhaupt zum Einlauf zu entschließen, sich dazu durchzuringen. Was in der Fastensituation allenfalls erleichternd wirken kann, ist die Tatsache, daß es sich dabei ganz augenscheinlich um Reinigung, und zwar um eine auf den Grund gehende, handelt.

Zur praktischen Durchführung des Einlaufs ist nun in jedem Fall eine Haltung erforderlich, die gefühlsmäßig mit Unterwerfung assoziiert wird: Irgendwie vorbeugen, bücken muß man sich; ganz aufrecht, stolz oder in Herrscherpose geht es nicht. Und man muß in dieser Haltung verharren: immerhin dreißig bis fünfundvierzig Sekunden lang. Diese halbe bis dreiviertel Minute ist eine sehr wichtige Zeit. So befremdlich es auch klingen mag, es ist genau so: Diese kurze Zeitspanne in unwürdiger Situation, in der man nur noch ausharrt, bis das Wasser eingelaufen ist, kann einen zum entscheidenden Schritt bewegen. Und der heißt: herunter vom hohen Roß, von den Machtphantasien, dem Größen- und Allmachtswahn!

Die Situation, in der man sich befindet, ist allzu entlarvend.

Ist dieser Schritt erst einmal getan, wird man wahrscheinlich ganz von selbst die »Demutshaltung« als die angemessendste erkennen und auch einnehmen. Durch sie, die nun äußeres Zeichen der inneren Haltung, der Demut, geworden ist, kann kraft der gemeinsam wirkenden Symbole von Reinigung und Unterwerfung ein sehr inniger Kontakt zur spirituellen Dimension entstehen. Auch hier wirkt eine bewußte Ritualisierung vertiefend und festigend.

Ist die Reinigung vollzogen, hat also der Einlauf seine körperliche Wirkung getan, ergibt sich das Sich-Aufrichten von selbst; nicht nur äußerlich – was gar nicht so wichtig ist in diesem Fall –, sondern vor allem innerlich. Das Quäntchen gewonnener »Reinheit« und die empfangene spirituelle Energie sorgen dafür.

Es gibt gewiß noch andere Möglichkeiten und Gelegenheiten, sich während des Heilfastens in Demut zu üben, zum Beispiel durch das Gebet. Nach christlichem Ritual ist dabei der Kopf gesenkt, der Nacken gebeugt.

Aber demütig kann man auch ganz ohne eigenes aktives Handeln werden; etwa in den Augenblicken plötzlicher Erkenntnis, in denen man das Einssein mit der Schöpfung erlebt. Das maßlose Staunen, das einen dabei ergreift, führt oft geradewegs in die Demut, in die rückhaltlose Bereitschaft zu dienen, was der ursprüngliche Sinn dieses Wortes ist.

Literatur

Buchinger, Otto: *Das Heilfasten*, Hippokrates, Stuttgart 1982

Capra, Fritjof: *Wendezeit*, Scherz, Bern / München / Wien 1983

Dahlke, Rüdiger: *Bewußt fasten*, Urania, München 1987

ders.: *Der Mensch und die Welt sind eins*, Hugendubel, München 1987

Döring, Ilse: *Brigitte Gymnastik*, Mosaik, München 1977

Franke, Klaus: *So lernt man Autogenes Training*, Paracelsus, Stuttgart 1976

Henglein, Martin: *Die heilende Kraft der Wohlgerüche und Essenzen*, Schönberger, München 1985

Jacobi, Jolande: *Die Psychologie von C. G. Jung*, Fischer Taschenbuch, Frankfurt / M. 1978

Lützner, Hellmut: *Wie neugeboren durch Heilfasten*, Gräfe und Unzer, München 1988

ders./Niggemeyer, Elisabeth: *Fasten veränderte mein Leben*, Kösel, München 1987

Russell, Peter: *Die erwachende Erde*, Heyne, München 1984

Seitz, Margit: *Der Meditationsführer*, Schönberger, München 1985

Spilmont, Jean-Pierre: *Magie*, Heyne, München 1984

Teegen, Frauke: *Ganzheitliche Gesundheit*, rororo Taschenbuch, Reinbek 1987

Valnet, Jean: *Aroma-Therapie*, Heyne, München 1986

Wadulla, Annamaria: *Bewußt Atmen – besser leben*, Heyne, München 1988

Wallbaum, Rainer: *Vollwert ist mehr wert*, Knaur Taschenbuch, München 1988

ders.: *Ohne Erkältung durch das Jahr*, Knaur Taschenbuch, München 1988

Tonkassetten

Dahlke, Rüdiger: *Heilung. Meditation zur Selbstheilung*, Edition Neptun, München 1986

ders.: *Energie und Lebensfluß – Atem (Seite A), Berührbarkeit und Ausdruck – Haut und Haare* (B), Edition Neptun, München 1987

ders.: *Aggression und Abwehr – Immunsystem* (A), *Harmonie und Gleichgewicht – Niere* (B), Edition Neptun, München 1987

ders.: *Geben und Nehmen – Darm* (A), *Rückverbindung und Urgrund – Leber* (B), Edition Neptun, München 1987

Dürckheim, Carlfried Graf: *Weg-Kultur im Osten, Werk-Kultur im Westen*, Edition Neptun, München 1986

Kubitschek, Ruth-Maria: *Lichtmeditation*, Edition Neptun, München 1987

Register

€ 6.60

SCHÖNHEIT/ GESUNDHEIT/ERNÄHRUNG

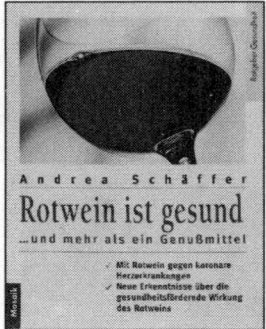

11128

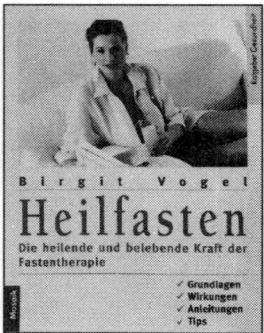

11121

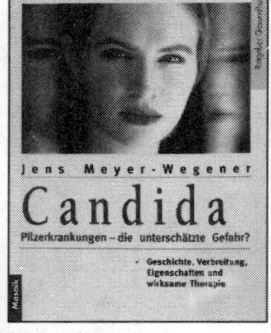

11120

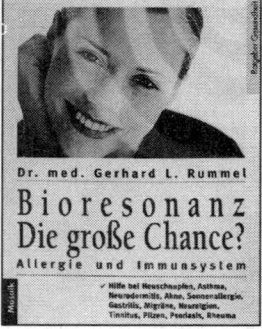

11154

Mosaik